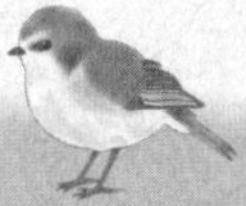

楕円形のこころ

がん哲学エッセンス

樋野興夫

春秋社

楕円形のこころ

目次

第二話　がん哲学を考える

第三話　クオリティ・オブ・デスの世界

第四話　がん教育のあした

エピローグ　訪れる人を温かく迎え入れる

楕円形のこころ　がん哲学エッセンス

プロローグ　支える医療「がん哲学外来」

「アスベスト・中皮腫外来」で対応したことがきっかけとなり二〇〇八年に始めた「がん哲学外来」は、今年で一〇周年を迎える。それを機に「がん哲学外来」の持つ考え方やあり方、患者さんやその家族に「言葉の処方箋」として施してきた生きがいを持つための言葉の数々、そうしたわたしの病理学と人間学の思想を織りなす書『楕円形のこころ　がん哲学エッセンス』が、このたび春秋社から出版されることになった。

これまでさまざまな悩みを抱える多くの方が、この「がん哲学外来」を訪れてきた。それは患者さんばかりではない。家族や友人、職場の人など、その患者さんを支える周囲の人からの悩みも多く、重い病と向き合うことの難しさと同時に人間関係の難しさを痛感させられる日々であった。しかし、そうした悩みを「がん哲学外来」に来る方たちと共有し解消へと向かうプロセスを探るなかで、考えてきたこと、見えてきたことの意義は大きい。

病になると、人間関係に大きく悩む人が増えている。それは人間社会が人によって動かされているからにほかならない。その人がどういう人間であるか、どのような考えを持った人の集まりであるか、それによってその集合体の空気は変わってくる。

人は誰しも自ら行動するために意識の根源と原動力を持ち、これから歩むべき行程と先を見据える勇気を備えなければならない。わたしは「常に志を忘れないよう心にかけて記憶する」という、新渡戸稲造の言葉を胸に病理医として関わってきた。自己に課せられた責務を希望の後に回さない。そして愛の力から生み出される不屈の精神を大切に医療に専念してきた。「がん哲学外来」の一〇年を振り返ると、それが人生の扇の要の如く蘇る。

本書は、とくに生命現象からみた人間学の視点を中心にまとめたものである。そこに通底する考え方として「楕円形のこころ」の思想がある。

内村鑑三は楕円形には二つの中心があり、それが自然界の必然であると説いている。それにしたがって人間学を考えてみたのが、「楕円形のこころ」という発想である。

真理は円形にあらず、楕円形である。一個の中心の周囲に描かるべきものにあらずして、二個の中心の周囲に描かるべきものである。あたかも地球その他の遊星の軌道のごとく、一個の太陽の周囲に運転するにかかわらず、中心は二個ありて、その形は円形にあらずして楕円形である。

…人は何事によらず円満と称して円形を要求するが、天然は人の要求に応ぜずして楕円形を採るはふしぎである。哲学も科学と同じく思索的(speculative)であってはならぬ。叙述的(descriptive)であらねばならぬ。…患難の坩堝《るつぼ》の内に燃え尽くす火に鍛えられて初めて実得し得るものである。

(内村鑑三『聖書之研究』)

「楕円形のこころ」には、異なる二つの中心があり、それが二つあることでバランスよく均衡し、緊張関係を和らげている。この精神に重心を置きながら、人間社会を考えるとどうなるか、それを描いたのが本書である。

「生活や言葉が違っても、心が通えば友達であり、心が通じ合う人と出会うことが人間の一番の楽しみである」(新渡戸稲造)。この喜びを心から味わい、病を抱える人もそうでない人も、悩み苦しんでいる人もそうでない人も、共に生きがいある日々を過ごすために、本書がその道しるべになれれば幸いである。

「互いに人を自分よりもすぐれた者と思いなさい。自分のことだけではなく、他の人のことも顧みなさい」（ピリピ人への手紙第二章三、四節）、これが本書の目的である。

なお本書は著者のブログ「楕円形の心」を出発点としており、そこに描かれている、かしもとなつほさん（小学六年生）の絵を使わせて頂いた。少女が捉えた自然の姿とともにイメージを膨らませて頂ければ喜びである。

第一話　楕円形の精神で生きる

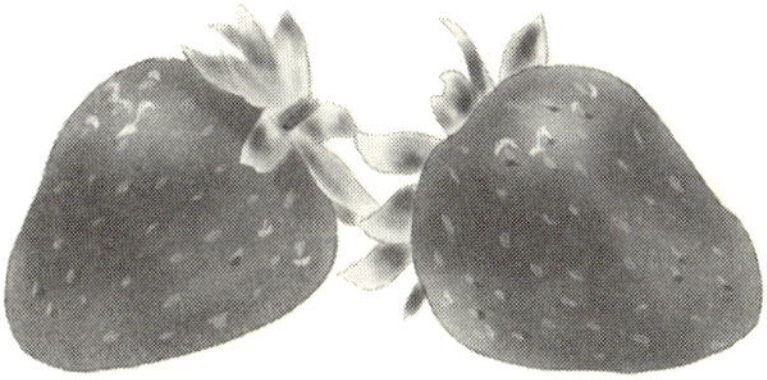

楕円形は懐が深い

楕円形は二つの中心から成る。

相異なる二つが拮抗しながら、うまくバランスをとり緊張を緩和している。緊張関係の上にありながらも相補っている状態は、異質なものの存在を認め合うことに通ずる。

同心円だと、そうはいかない。異質なものの入る隙間がない。

「真理は円形に非ず、楕円形である」

そう説いたのは内村鑑三である。

彼はどうしてそんなことを言ったのだろう。

おそらく真理はひとつの考えから成り立つものではなく、ふたつの考えが均衡のとれたときに生まれるものと見ている。

この相異なる二つがそれぞれ存在を認め合い、バランスよく相補いながら発展していく、その寛容で豊かなこころ、これを「楕円形のこころ」という。

＊

「楕円形のこころ」が映し出す生命現象を見てみよう。

生命現象には、交感神経と副交感神経、がん遺伝子とがん抑制遺伝子など、必ず性質の相反するものが存在する。いってみれば、お互いに違う存在を認めながら共存している状態である。

がんというのは、ある日突然、身体の外からやってくるものではない。

がんは、遺伝子に傷がつくことで生じる病気であり、自己細胞の変化によって起こる。

がん化する遺伝子は、正常なときにも細胞の中に潜み、ふだんはがん化遺伝子とがん抑制遺伝子が巧みにバランスをとりながら調整し合っているのである。

ところが、このコントロールが効かなくなるときがある。

一つには突然変異ということ。

細胞というのは、いつも分裂を繰り返して増殖している。その過程で突然変異は起こる。

突然変異によってたった一個の細胞ががん化すると、がん遺伝子は強くなり、がん細胞はどんどん大きくなってしまう。

＊

これは、自動車のアクセルとブレーキの関係に似ている。アクセルは、スピードに即して踏むときと踏まないときがあり、適宜調整されるものである。

しかし、がん化する遺伝子に異常が生じると、アクセルを踏みっぱなしの状態になって、がん細胞の増殖に繋がっていく。

一方、がん抑制遺伝子は、ふだんはブレーキの働きをしているが、ひとたび変異が起こると、ブレーキは故障して効かなくなってしまう。

ごく簡単にいえば、これが正常細胞ががん化するメカニズムである。

もう一つ、DNAの修復酵素など遺伝子の異常によって、がん化するケースもある。

これは、いわば自動車の整備不良といえる。

アクセルの踏み過ぎ、ブレーキの故障、整備不良、これらによって自動車が暴走してしまう。これががん細胞のイメージにほかならない。

＊

「楕円形のこころ」が語る人間社会を覗いてみよう。

そこには生命現象と同じく、相反する作用がないといけない。Aという人間だけの集団、あるいはBという人間だけの集まりにしてしまったら、いわば仲良しグループの閉じられた環境になってしまう。

これが示しているのは、組織や体制が偏向すると、行く末はとりもなおさずがん化への道をたどることになってしまうという現象である。

だから、「楕円形のこころ」の精神で、相異なる人間の存在を認めなければならない。

そうすることで、人間集団も開かれたものになり、活性化されていくにちがいない。

尊いいのち

人間というのは、存在自体に意味を持つ。

その人が何をしたのか、どういう人間であるのかというTo doよりも、To beという存在のありように価値がある。

こう述べたのは新渡戸稲造である。

新渡戸が旧制第一高等学校の校長であったとき、学生の南原繁は、その言葉に人間の本質を見抜いた。

「新渡戸先生のもっとも大切な教えは、「To doの前にTo beであった」

人間のいのちは尊い。いのちは与えられたものであり、既得の所有物ではない。

だから、いのちについて自ら判断し、無用な決断をしてはならない。いのちはかけがえのないものであるという意識をつねに持たなければ、存在を認め合うTo beの精神には届かないだろう。

＊

To beの精神でいると、おのずと相手の存在を愛おしく感じ、共に在る、共に居るという共存の意識が生まれてくる。

共生というのは、生きるためのギブ&テイクにすぎない。それは居てもらいたい人に居てもらえばいいという考えである。

共存は、たとえ意に沿わない相手であっても、その人の価値を容認することで、お互いに尊重し合う精神に基づくもの、すなわちひとりひとりの存在を違ったものとして受け入れることである。

共生より共存、その根本にあるTo beの精神がつなぐ関係、それが絆であるといえる。

ほんものの教え

皆さんは南原繁、矢内原忠雄という人物を知っているだろうか。南原は政治学者、矢内原は経済学者、ともに昭和の激動期に東大総長に就任した人物である。

彼らの思想の根底には、人間学が流れている。

その人間学の核心を内村鑑三と新渡戸稲造から学んでいる。人間の存在意義、人間社会のあり方、多様性とは何かなど、人間の本質を志向する根源的な問いを真摯に希求し、そうした人間学を南原は政治学と合体させ、矢内原は経済学と結びつけて、それぞれ政治哲学、経済哲学という実践的な学問として教えた。

それを聞いた学生は、難しい政治や経済の話は分からなくても、その背景にある人間学へ通じるものを敏感に感じ取り、大いに感銘を受けたことだろう。

それは純度の高い講義ゆえである。

純度が高ければ、その言葉は後世に伝わり、実際に授業を受けていない人でも分かる人には分かる。

分かる人が半分ぐらいで、分からない人が半分ぐらい。全員が理解することを求めていない。

良い教えとは、純度が大切である。

純度が高くなければ、ものごとの本質は伝えられない。

＊

今は、誰もが容易に理解できることが好まれる。

だから純度は低くなる。

その分、情報だけが幅をきかす。

フェイスブック症候群といわれる所以である。みんなが「いいね」と言わないと安心できない。みんなの共感を得ないと動けない。

これでは良い教育は生まれない。

南原は、「すべてのものを忘れた後に遺るものが教育である」と説いている。

一人でも自信を持って真実を語れるようにしたい。

一人でも信念を持って行動できるようにしたい。

そういう人間こそが本質を語ることができる。

*

彼らは、地平線の向こうを見て語っている。

実際には目の前の学生に向かって話をしているけれど、その内容は時代を超えた普遍性を持っている。

こういう人物がいた時代は、彼らが時代の指針となってくれた。だから、歩むべき方向性が見えていた。どんな動乱もそれで乗り越えられてきた。

果たして現代はどうだろうか。

内村鑑三、新渡戸稲造、この二人の五〇年後が南原繁と矢内原忠雄とすると、もうそろそろ彼らに匹敵する人物が出てきてもおかしくはない。

内村と新渡戸は、明治という時代が要請した人物であり、南原と矢内原は昭和という時代が求めた逸材であった。

今も再び時代は求めている。

人生の目的を考える

人生の目的について考えたことのある人が、どれくらいいるだろうか。

人生には、特別な目的などないと思われる人もいるかもしれない。

「人生の目的は品性の完成にあり」

こう表現したのは、内村鑑三である。

この言葉の真意は何だろう。

内村は、「成功の秘訣」のなかに「人生の目的は金銭を得るに非ず、品性を完成するにあり」とある。

新渡戸は、著書『武士道』において、「武士の教育で一番大切なことは、品性を建てることであった」と述べている。

人生とは、その人それぞれが持っている資質や品格を高め、人格を陶冶するためのプロセスであり、そこで鍛錬されたものが品性の完成として現れる。

このように人生の目的を捉えながら、一日一日を大切に精一杯生きていくことが重要なのである。

多様性の統一

生命現象には、多様性の統一という思想が息づいている。

人間の身体には、たくさんの臓器が共に働いていることからも窺える。心臓、肝臓、腸…、すべて役割の異なるものが共存し、それぞれ独自に機能している。

その異なる臓器も、もとはといえば、たった一個の受精卵から始まっている。これが分裂を繰り返して増殖し、その過程で多様な種類の細胞に分化していく。

これこそが、いのちの不思議である。

＊

人間の身体を構成する約六〇兆個もの細胞、これが驚くべき生命のミクロコスモスといわれるものである。

そこには約二〇〇種類もの臓器や組織が精密機械のように動いている。

その臓器や組織にも個性があり、それぞれが異なった役割と使命を担っている。

これが多様性にほかならない。

とはいえ、われわれの身体は一つ。みなひとりひとり、異なった細胞や組織を抱え、一人の人間として生きている。

つまり、いのちは多様性の統一で生成しているのである。

この生命の自然こそ素晴らしい。

*

人間社会に転じてみよう。

世界には人間の身体の細胞や組織と同じ数、約二〇〇の異なる国がある。それぞれ別々の言葉をしゃべり、違った文化を持ち、さまざまな民族から成っている。

それが一つの国としてまとまり、さらにはおよそ二〇〇の国が世界をつくり、一つの地球を形成している。

これは人間の身体と同じく、異なったものどうしがお互いに認め合い、補い合うところから始まっている。

これが、多様性の統一の思想である。

*

生命現象にしたがえば、それぞれ異なった言語、異なった文化、異なった民族を有するからこそ、多様性があり、統一が生まれる。

これはどういうことだろうか。

異なる臓器どうしは、正常なときには相手に余計なお節介をしない。ただ、何か異変が生じると、炎症が起こり、身体全体が痛むから発熱などを引き起こす。これが臓器のコミュニケーションである。

お互いにバランサーの役割をしていて、そのバランスが崩れると、サインを出し合う。それぞれが違っていることの重要な意味である。

これが生命現象における多様性の統一。

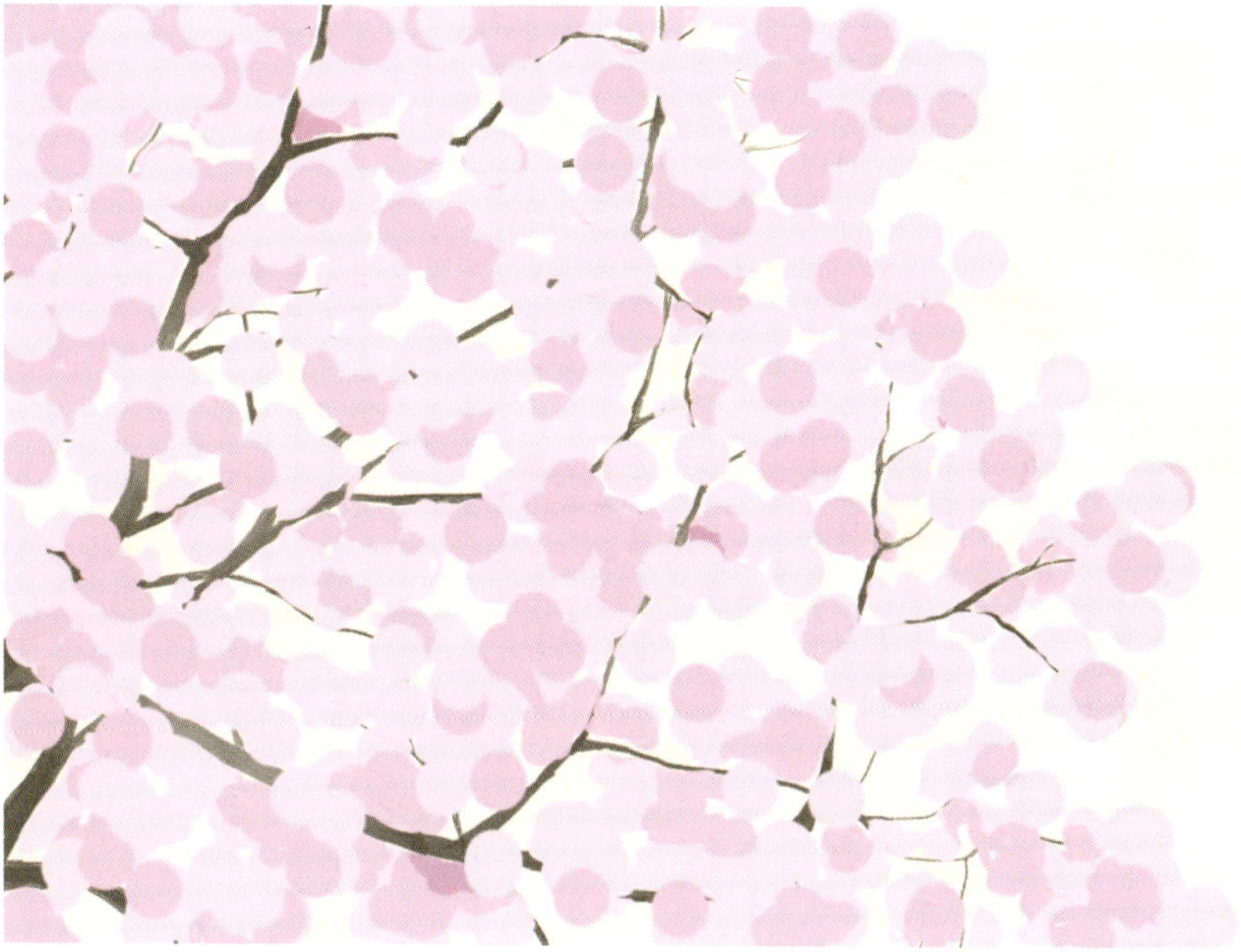

ところが、人間社会の政治的営みは、ときとして逆行した現象を招く。各国が正常なときに、お互いの違う点に目を向け、騒ぎ始める。そしてひとたび事が生ずれば、周りを見ながら顔色をうかがい、沈黙を続ける。そうでなく、それぞれ異なった点から多くを補い合いバランスをとることが平穏な社会を築く一歩ではなかろうか。

肝臓から学ぶ平和論

肝臓は、健康で正常なときにはおとなしい。「沈黙の臓器」と言われる所以である。

しかも、いざというときには、たとえ三分の二を切られても二週間で元に戻る、素晴らしい再生可能な臓器である。

異物に対しても極めて受け入れやすく、寛容性を持っている。

だから、医学的には肝移植が容易にでき、解毒代謝作用によって生体に対する害を軽減している。

なんて優れた臓器なんだろう。

われわれは、体内を流れる血液の約八〇パーセントを肝臓に頼り、生きている。

*

肝臓のような国、それは世界から尊敬され、期待を受けるだろう。

人間の臓器やがん、感染症などの生命現象は、誰もが共通にもつ世界共通語だから、それらに擬《なぞら》えて平和を語れば、人種を越えて、思想を越えて、世界に通じる。

生命現象ほど分け隔てなく、万人に共通のものはないのである。

たとえば虫垂。ふだんは何の意味もないように静かに働いている。ところが、そこに炎症が起こると、身体全体が痛んでバランスを崩す。

国際情勢もこれと同じである。

どんなに小さな国でも、そこにひとたび問題が生ずれば、世界中に影響を及ぼす。ましてや今は、グローバリゼーションで地球が小さくなっているのだから。

＊

人間の身体は、およそ六〇兆個の細胞から成り立っている。

一個の細胞を地球の大きさにたとえると、染色体が国の大きさになり、遺伝子が街の大きさになり、塩基が一人の人間の大きさになる。

その塩基がたった一つ狂っただけでも、細胞はがん化してしまう。

ということは、一人の人間の異常で地球ががん化し得るということである。

逆に、現代はゲノム医療の進展によって遺伝子を治療し、一つの塩基を治すことで細胞を活かすこともできる。

一人の人間の力で地球を活性化させることも可能である。

人間ひとりひとりの些細な力、それは小さいようで大きい。

第二話　がん哲学を考える

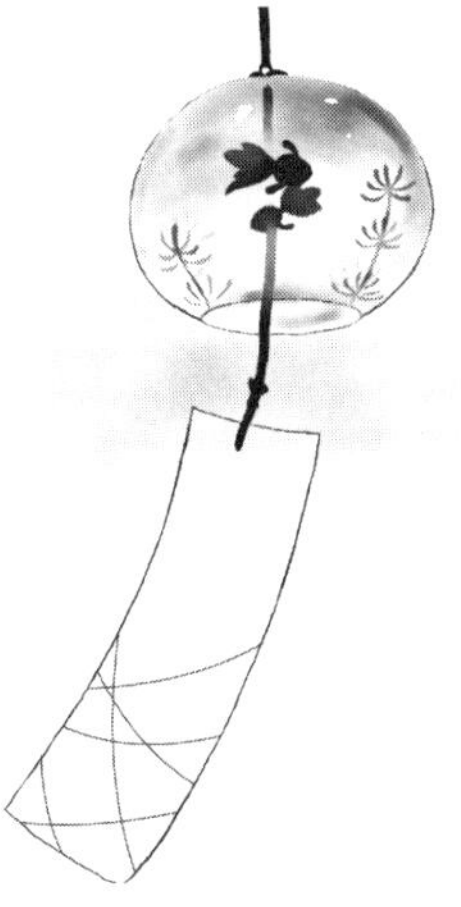

あなたの細胞

病理学者は、病理診断をするとき、細胞の風貌そのものを見て、心まで読むことを訓練している。

難しいケースは診断に時間を要する場合もあるが、細胞の風貌を見て、概ね三〇秒ほどで判断できる。

がんは正常細胞が変質して起こり、余所から来たものではないので、それゆえ正常細胞の顔を見ると、すぐに分かる。

怒っている顔、苛立っている顔、苦しんでいる顔…

正常細胞の性質もさまざまである。

がん化している部分と正常な部分とを比べると、顔や性格が違うからすぐに見分けがつく。

これが、がんが余所から飛んできたものであったなら、がん化に気づけないだろう。正常な状態を知っているから、がん細胞発生の診断が下せるのである。

すると、それは自然に患者さんの顔つきにも表れてくる。

落ち込んだ様子、深刻な様子、悲しみの様子など、ネガティブな症状が現れるようになる。

細胞は、あなたの現在を照射するのである。

＊

こうした訓練を重ねていると、患者さんだけでなく健康な人についても同じように、その人の身体のありようや心の動きが見えるようになる。

それは学生でも一般人でも変わらない。

悩みの多い人少ない人、生きがいを持っている人、迷っている人などいろいろだが、マイナスの感情はどことなくぎこちないものを感じさせる。

気づいたとしても、こちらからは言わない。

相手のこころが自然に開くのを待つのみ。

すると、おのずと表情にも光が射し込めてくる。

がん細胞に接すると、人間の顔つきをも理解できるようになる。

＊

がん細胞というのは、正常細胞とは別の群れを成している。

がんが形成する細胞圏は、正常細胞からどれほど遠く離れているか、その隔たりを見るのが鍵である。

正常細胞に似ているものは初期の状態で、がんが進行すると顔つきが変わってくる。表情も悪くなる。

これが細胞社会というものである。

正常に動いていれば良し、何ともないのである。

ところが、いったんおかしくなると、がん細胞はいかんともし難い。とてもしたたかだからである。

*

われわれは、この細胞は将来がんになるかどうかの判断もつく。

がんになる前のいわゆる前がん病変にも接しているからである。

すでにがんになった細胞は、誰にでも分かる。明らかに顔つきが悪くなっている。
細胞の顔は必ずみな違うので、正常細胞から段階的に見分けることができる。
これが、病理医の使命といえようか。

がんは賢い

早期がんとは、どういうことだろうか。
がんは早く発見し治療に入るのがよい、そう言われている。
がん細胞が一個できても、発見することはできない。
がんが手に触れるようになるのは、直径一センチの大きさからである。

画像でわかるようになるのは、〇・五センチの大きさからである。その大きさになるまでは、気づかない。

一センチの大きさだと、約一〇億個のがん細胞のかたまりがある状態をいう。

〇・五センチだと、一億個ぐらいのがん細胞のかたまりがある状態である。こんなに多くのがんができるまで、どうしてわからないのだろう。

〇・五センチの状態では、まだ手応えを感じられない。

一センチになってやっと手で感じられる。

この一センチの段階で発見できれば、いわば早期がんで、一〇億個のがん細胞があったとしても治すことができる。

もとよりがん細胞というのは、がんの芽がたくさんあったとしても、然るべき環境や条件が与えられなければ育たない。

がんの芽は多くても、がん細胞として大成しないのである。

＊

がん細胞を早期に見分ける方法はないのだろうか。

がん細胞は、一個が二個、二個が四個、四個が一六個といわゆる累乗の割合で増殖していく。そのかたまりであれば顕微鏡で見ることができる。

一個の細胞では難しいが、一〇個の細胞であればわかる。

これが現代の方法である。

＊

がん細胞には二つの特徴「細胞異型」と「構造異型」がある。

細胞の異型とは、細胞が変形している状態をいう。

構造の異型とは、たとえば腺管が異常をなしている状態をさす。細胞的には異型はなくても構造的におかしいものもあり、これも悪性所見の一つとみなされることが多い。

がんの姿

現代は二人に一人ががんになる時代といわれている。つまりは誰もがなる可能性のある病のひとつである。

わたしたちの身体は、三七度の体温で保温されている限り、必ずＤＮＡに傷がつく。だから、がん化は避けられない。

二回以上分裂する細胞にはがんが起こる。反対に、分裂する能力のない細胞からはがんは生じない。

外からどんな刺激を与えても、死んだ細胞にがんは発生しない。

つまり、生きていること自体ががん化への道であり、がんにならない唯一の方法は死ぬしかないということになる。

＊

なぜこの地上にがんが存在するのか。

これについては、誰も説明できない。

われわれが説明できるのは、WHY（なぜ）ではなくHOW（いかに）であり、どのようにしてがんが発生するかということである。

がん細胞の大きな特徴は、トランスフォーメーション「変貌」、そしてインモータライゼーション「永遠性」にあるといえる。

はじめから永遠性を伴った細胞ががんになるわけではない。

正常な細胞は、適正に分化し適切な数を保つのに対して、がん細胞はほとんど分化せず増殖し続けてしまう。つまり、順番が狂って、最初に顔だちが悪くなったものが、永遠に生きていく。これががん細胞である。

*

初期段階のがんは、周囲への依存性が強く、それほど怖くない。

なぜなら、がんそれ自体では生きていくことができず、周りの情報にアンテナを張り、周辺の正常細胞に影響を受けながら生存している状態である。

乳がんでも前立腺がんでも、はじめのうちはホルモンなどに依存するかたちで、アンテナ型のがんであった。

それがいつしか羅針盤型になり、自分の意志を持ち、自由に動くようになる。

がん遺伝子は細胞のなかで変異を起こし、しだいに浸潤や転移の能力を獲得していく。

そうしたいわばアンテナ型から羅針盤型に移行するステップには、何らかのきっかけがあるはずだが、それは未だ全てにおいては解明されていない。遺伝子の異常がそこに付加されているということが、ひとつの指標になるかもしれない。

転移を起こさなかったものが転移する。浸潤しなかったものが浸潤する。こうした状況の変化には、それに付随する遺伝子の異常が伴っている。がんの進行というのは、多段階的に推移し、徐々に様態を変化させる。つまり、遺伝子変異が積み重ねられた結果、がんが生じるというメカニズムなのである。

がん哲学の誕生

がん哲学という言葉の由来は、「科学としてのがん学」を学びながら「がん学に哲学的な考え方」を採り入れていく、という二つの思考を合わせ持ち展開していくことを目指すところにある。

生物学と人間学を融合したものであり、その視野は広々としている。

がん哲学の源流は、南原繁の人間学と吉田富三のがん学にある。

南原繁の政治哲学に突き動かされ、吉田富三の「がん細胞で起こることは人間社会でも起こる」という発想から、それらを合わせたのが、がん哲学である。

＊

そのきっかけは、二〇〇五年のアスベスト「クボタショック」であった。アスベストが中皮腫や肺がんの危険性を伴うことは、一九六〇年代に確認されていたにもかかわらず、国の規制は後手にまわり、その対応を怠ってきたように思われる。その結果一九七八年以降、工場や建設現場で働いていた人に中皮腫が発症した。

このことが話題になったとき、順天堂大学にも「アスベスト・中皮腫外来」ができ、多くの患者さんが来院することになった。

当院にはとくに専門医がいるわけではなく、わたしは患者さんの待ち時間を利用し、病気にまつわるさまざまな悩み相談を受け、対応していた。

相談者のなかには不安を訴える人もおり、憤りを感じている人もいた。

アスベスト・中皮腫は、通常のがんと違い、自分では全く知らないうちにある物質に曝されたことで生じる、いわゆる環境発がんとして認定されている。

日本で中皮腫で亡くなる人は、年間およそ一四〇〇人にものぼる。二〇年から五〇年といわれる潜伏期間も過ぎ、期限切れの状態で中皮腫が発生している。

これが「がん哲学外来」で病理医が患者と接することになった契機である。折しもわたしはちょうどそのころ、患者さんの不安や悩み、あるいはどうしようもない気持ちをきちんと受け止めるためには対話が必要だと痛感していた。

環境発がんという不条理な難病で治療法もはっきりしない場面と向き合っていると、いろいろな問題が見えてくる。そこから一般的ながん患者さんとの外来プロジェクトを始めたのである。

「がん哲学外来」の使命

(1) 悩みを「解消」する

二〇〇八年に「がん哲学外来」を開設して以来、三〇〇〇人以上の患者さんやその家族に接してきている。

がんだけでなく何らかの病を患っている人は、心に苦しみを抱えている場合が少なくない。

一人の人間として患者さんと一緒に心の痛みを緩和する手立てを探るのが「がん哲学外来」である。

名称に「哲学」とあるのは、対等な立場の人間どうしが対話をすることによって、悩みの本質に迫り、解消の道を導き出すのが目的だからである。

がん哲学外来は、医学的な診療行為ではない。対話によって、いわばわたしなりの「言葉の処方箋」を患者さんやその家族に提供することによって、がんにまつわるさまざまな悩みを解消《ヽヽ》することを目指しているのである。

ここで留意したいのは、悩みの「解決」ではなく、「解消」を心がけているということ。

「今、がん治療の真っ最中なのですが、どこか不安なのです」

「手術は成功しましたが、再発の恐れがあると言われました」

「もう助かる見込みはないのではないかと…」

面談に来る方の悩みはさまざまだが、彼らの心は大きく分けて三つの悩みに支配されている。

一つは家族との関わり。

もう一つは職場の人間関係や仕事、そして生きがいに関すること。

三つ目は、病気そのもの。

死を意識した人たちの悩みは、病気によってもたらされるものばかりではない。

それまで知らず知らずのうちに蓄積されてきた問題が顕在化する場合が多い。

そのときに、患者さんとその家族、ないしは臨床医と患者さんの隙間に入り、その隙間がうまく埋まるよう「言葉の処方箋」を施すのである。

＊

(2) 人生の意味を確認する

人間は自らの価値を確認するために、他者と比較する癖がついている。
しかし人と比べても、それは己の人生において何の意味もないことである。
どんな人生も意味を持ち、等しく素晴らしい。
誰にでも天から定められた使命や役割がある。
肩書き、名誉すべてを取り払って、ありのままの自分を認めることが、人生を肯定して後悔しないための第一歩なのである。

そうすれば、「何のために生きるのか」という根源的な問題についても怖れることなく堂々としていられる。

*

(3) 自分以外に目を向ける

生きる希望や目的を見失ってしまった人たちの心に響く言葉の処方箋は、「自分のいのちより大切なものがある」ということに帰着する。

自分にしかできない役割や使命を見つけると、人は強くなる。

実は自分にしかできないことは、自分以外のものに目を向けることで見つかることが多い。

「明日この世を去るとしても、今日の花に水をあげなさい」

すでに死を覚悟している人にとって、花に水をやることはどれほどの意味をもつだろうか。

死に直面して自分のことのみに集中するのではなく、他のものに関心を寄せること、そうすることで、死後も尊いものを遺すことができる。

これが人間の尊厳である。

自分以外の人の存在や役割、能力に気づくためには相手を褒めることである。

自分に対する思い込みが強い人は、最初はなかなかできないかもしれない。

そういう場合は歯を食いしばってでも、人のことを褒めてみることが大切である。

すると、見えなかったものが見えてくるようになる。

*

（4）顔つきを変える

多くの遺体に接して感じたことは、どんな人も必ず死を迎えるということである。誰にでも死は訪れる。死んだ後には地位も肩書きも関係ないと思うと、気持ちが楽になる。

つらいときは自分よりも羨ましい境遇の人を思い浮かべがちだが、そういうときほど自分より苦しい人のことを気遣うといい。

マイナスとマイナスを掛け合わせればプラスになる。

苦しんでいる人が笑えば、周りの人も慰められる。

自分のことではなく、人のために生きようとしている患者さんは、表情が優しく明るい。

この顔つきを変えることがわたしの使命である。

一輪の花を見て宇宙を語る

顕微鏡でミクロを見て、死体解剖でマクロを見る。
ミクロからマクロ、木の皮を見て森まで見る。
森を見る人はいっぱいいる。
木の皮を見る人もいっぱいいる。
しかし、両方を見る人は少ない。
病理学というのは、木の皮を見て、森まで見通す力を養う。

＊

わたしが病理学を選択したのは、人と話すのがあまり得意でなかったから。人とのコミュニケーションをそれほど好まなかったこともある。

病理というのは、基礎研究と臨床の橋渡しに位置する。

こちらとあちらの架け橋になる役割、これがわたしの原点であり、がんを目で見て、手で触って、顕微鏡で覗く。

マクロからミクロをブリッジする、それが病理学の任務である。

＊

病理学は、病の原因とそのメカニズムを知り、病理診断と病理解剖を行うのが主たる役目である。その研究領域や対象は幅広く、独自性を持っており、がん研究も行えば感染症の研究も行う。

わたしは長い間、がん研究に従事してきた。

癌研究会癌研究所時代の恩師、菅野晴夫先生は吉田富三の愛弟子にあたる。その吉田富三は、人体病理と基礎病理を合体させ、新しい病理研究を確立した人物である。基礎医学と臨床医学の架け橋となり、広々とした病理学の視点に立ち、がんの早期発見につとめた。

わたしはそれを受け継ぎ、臨床医と病理医のそれぞれの専門性の間に立ち、その隙間を埋める「がん哲学」を発案し、実践してきた。

臨床医は、病理のことを知らない。

病理医は、臨床のことを知らない。

がん哲学は、臨床的な悩みと病理的な悩みを融合させ、そこから患者さんの心を和らげていくユニークな営みである。

空っぽのメディカル・カフェ

医師には二つの使命がある。

学問的・科学的に病気を診断・治療する面と、人間的な責任で手を差し延べるという面である。

ところが、臨床医はとても忙しく、後者の側面は失われつつある。

そこで、わたしは「がん哲学外来」を始めた。

「がん哲学外来」には、これが効果的と言われるモデルのようなものはない。

いうなれば、空っぽの器として場所が用意され、そこに来る人が自由なかたちでその器に水を注いでいく。来る人に合わせて、その水も、色や輝きを変えるというのが、「がん哲学外来」の真骨頂である。

＊

はじめは試験的に、順天堂大学医学部附属順天堂医院の外来診察室で行った。

大学がその意義を認め、通常の外来でやらせてくれたのが良かった。なによりも病院で始めたことが人々の信頼を得た。にわかに多くの関心を呼び、全国から人が集まってきて、キャンセル待ちになるほどである。

何か新しいことを始めるには、誰がどこで行うかというのが重要なポイントであることは言うまでもない。

こうして社会で認知されてくると、大学でやったり、病院でやったり、街の中でやったり、診察室から外へ出て多様性を持つようになる。

そして、誰がやっても良い。手がける主体も、わたしのような医師ばかりでない。看護師さんからがん患者の皆さん、そしてその家族までがメディカル・カフェとして携わるようになった。

みな、生きがいをもって主体的に関わっている。

その際に心がけているのは、カフェに来た人がいっぱい水を入れられるように、器を丈夫にすることである。

きれいな水が漏れてしまわないように、しっかりとした器がつくれるよう、みな懸命に工夫を凝らしている。

無言の支え

困難にあったとき、行き詰ったとき、多くの人に支えられていることを知

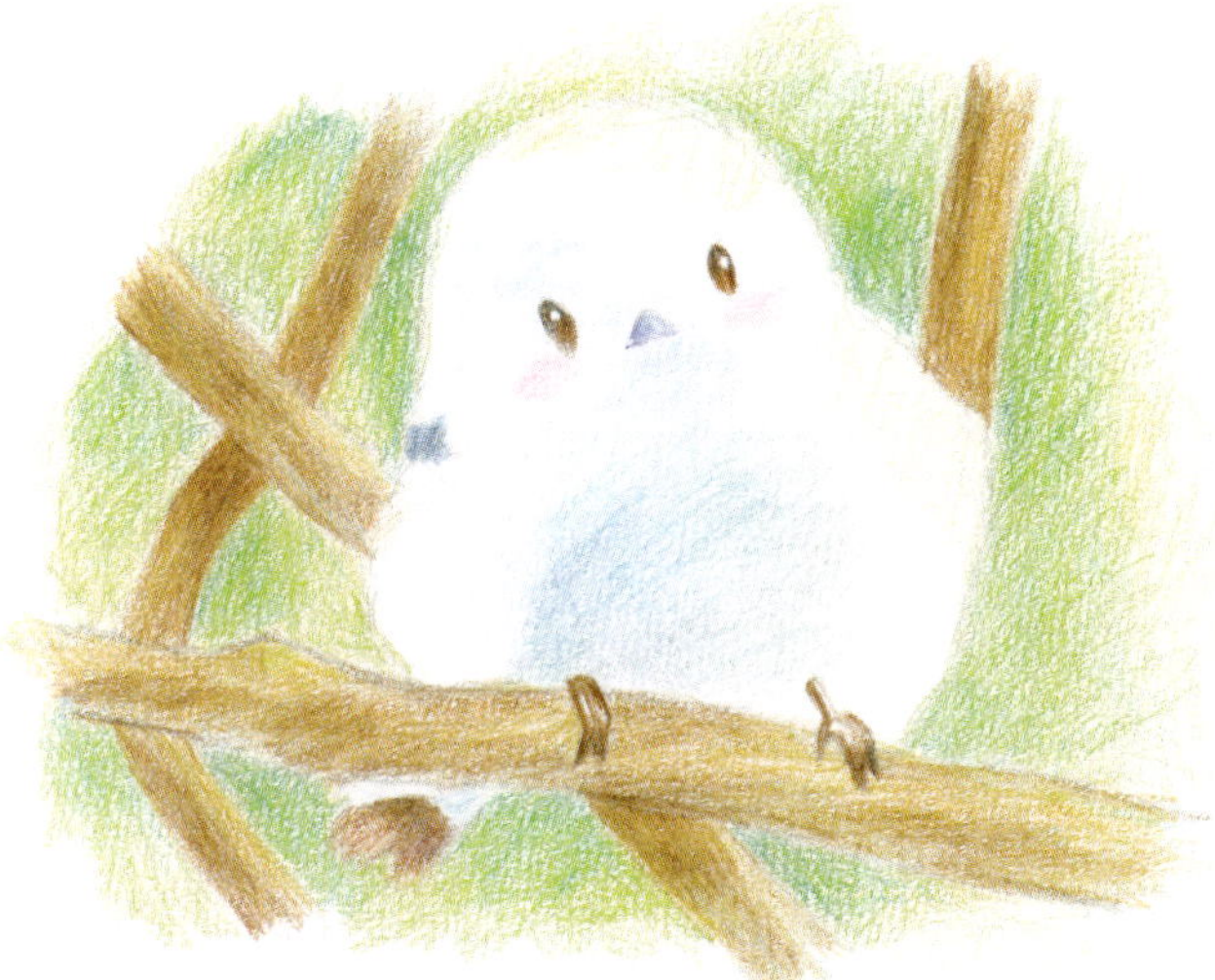

る。

それは必ずしも知り合いでない場合も多い。自らに対して厚意を持ち、わが身の安全を守ってくれる人は、自分ではその人の名前も居場所も分からなくても必ず広い世界のどこかにいるものである。

わたしの場合には、島根半島の西端に位置する小さな港町で生まれ育った。そこは昔は北前船の寄港地として賑わった時代もあったが、わたしが子どものころには静かな町に変貌していた。

当時を振り返ると、夏の夕方の風情がよく思い出される。

わたしは一人で海に出かけ、海岸越しに腰を下ろして、海を眺めながら物思いに耽ったものである。毎日の出来事や将来のことなど思い描いては自分を見つめていた記憶がある。

そういうとき、わたしに声をかけることもなく、近くに寄り添うこともなく、ただひたすら離れた場所で、一人たたずみ思いを馳せているわたしをそっと見守ってくれる地元のお年寄りがいた。

静かな佇まいのなかに感じる大きな存在であった。声を交わさなくてもその存在は感じられ、大きな安心感を得ていたのである。

わたしにとって、この「三〇メートルうしろから見守る」お年寄りの存在は、温かくこころ強かった。だからこそ、不良にならずにまっすぐ自分の道を進めたのだと思う。

この見えない力の安堵感は大きい。

*

このときの体験をもとに、「がん哲学外来」を行っている。

「がん哲学外来」にはいろいろな重い悩みを抱えた人が相談に来る。

必ずしも会話がスムーズに進むわけではない。長い沈黙や言葉が詰まり、なかなか空気が速やかに流れない場合もある。

しかし、そこには一杯のお茶があるので、お互いにそれを口にしながら、言葉と言葉の間をつないでいる。

そうするうちに、だんだん同じ空間にいるというだけで心が打ち解けてきて、会話に気持ちが向くようになる。

こちらは黙っていても、向こうから話しかけてくるようになる。

きっと安心感を得たのだろう。

顔つきも明るくなってくる。

インテルメッツォ　わたしの原点「もしかすると、このときのため」

皆さんは『因幡の白兎』の話をどれくらい覚えているだろうか。

ウサギがワニ鮫を騙したことにより負った傷を大国主命《おおくにぬしのみこと》が正しい治療法で傷を治す話で、ここには人間的な戒めと医療的な教訓の両方が含まれている。

今から約一三〇〇年前、七一二年に『古事記』は編纂された。その古事記に『因幡の白兎』の話は「稲羽の素莵」の名で登場し、原点である出雲大社には大国主命と白兎の像がある。

そこから八キロの峠を越えたところの小さな村でわたしは生まれ育った。出雲市大社町鵜峠、美しい日本海に面した現在人口三十万の村である。隣の鷺浦地区と合わせて鵜鷺《うさぎ》と呼ばれている。

その村で育った幼年期のなかで、わたしに強い印象をもたらした言葉がある。

「ボーイズ・ビー・アンビシャス」（青年よ、大志を抱け）

札幌農学校を率いたウィリアム・クラーク（一八二六―一八八六）がその地を去るに際し、馬上から学生に向かって送ったメッセージである。

わたしは鵜鷺小学校の卒業式で来賓が述べたこの言葉の響きに感銘を受け、身が引き締まる想いで受け止めたのを思い出す。

もちろん、当時はクラークのことも札幌農学校のことも知らず、クラークの精神が内村鑑三（一八六一―一九三〇）新渡戸稲造（一八六二―一九三三）という、後にわたしの尊敬する二人を生んでいたことも知らないでいた。ところが、その言葉が原点となり、わたしの思想形成の出発点となった。

以来、一九歳のときから尊敬する人物の思想を静かに学んできた。その人物とは、内村鑑三、新渡戸稲造、それに南原繁（一八八九―一九七四）と矢内原忠雄（一八九三―一九六一）である。

そうした人物から薫陶を受けたわたし自身の人生を振り返ってみると、小さな村での少年時代の原風景を基に、浪人生活での師との出会い、学生時代の読書遍歴、癌研究会癌研究所での病理学との出会い、アメリカでの師（Alfred George Knudson）を通じて学者のあるべき姿と最新医学との出会いなど、すなわち人生邂逅の「非連続の連続性」であったといえる。

医師になり、すぐに癌研究会癌研究所の病理部に入った。病理とは何か、病理医としての心得、病理と向き合う姿勢など、基本的なことをゼロから身につけるなかで、ふたたび大きな出会いを得た。病理学者であり、当時の癌研究所所長であった菅野晴夫先生（一九二五—二〇一六）である。

先生は、南原繁が東大総長を務めていたころの東大医学部の学生であった。先生からは南原の人となりや学問について直接伺うことができた。これによって、わたしは彼の著作をこれまで以上に真剣に読むようになり、一方では菅野先生の恩師である吉田富三（一九〇三—一九七三）の思想にまで関心を広げるようになった。

吉田富三は世界で初めて内臓がん（肝がん）を人工的に作ることに成功し、生涯をがん細胞研究に捧げた日本を代表するがん病理学者である。

吉田は、「がんは一つの細胞からでも再発する」「がん細胞には個性がある」「がんは全身病である」とがんそのものの本態を明らかにし、「がん細胞生物学」という新たな学問分野を生み出し、がん化学療法への道を切り拓いてきた。

二〇〇三年に吉田富三誕生一〇〇周年記念事業が催され、菅野先生の下で吉田富三について紹介し、自らもおのずと吉田富三についての知見を深めていくことになった。

こうして南原繁との出会いからさらに吉田富三の思想が加わるかたちで、必然的に「がん哲学」の提唱へと連なっていった。これには幼少期の田舎の診療所のイメージが重なり、科学的な診断だけでなく人間的な温かさで患者さんと接することを忘れない外来的要素ももたらされていった。そして遠方から来られる患者さんが増えるにつれ、陣営の外へ出てメディカル・カフェとして行うようになり、病を抱える方たちの生きがいの場として展開していった。

がん哲学とは、「生物学の法則と人間学の法則」を統合したものである。「がん哲学外来」は、生きることの根源的な意味を探ろうとする患者さんと、がん細胞の発生と成長に哲学的な意味を見いだそうとする病理学者との対話の場である。

わたしが「がん哲学外来」で語るのは、これまでに学んだ先達の思想のなかから自らの尊厳に触れた数々の言葉であり、まさに「言葉の処方箋」である。

通常のがん相談やセカンドオピニオン相談とは異なり、臨床外来と患者さんの抱える悩みのニッチ（すき間）を埋める、「対話型外来」が基本となっている。

現在、メディカル・カフェを含めた「がん哲学外来」と称するものは、全国およそ一五〇〇箇所で展開されている。患者さんが悩みや苦しみを解消するために参加されるほか、患者さんどうしが自らの病について語り合い支え合うことで、明るいプラスの効果を生んでいる。患者さん自身も気持ちの余裕ができ、前向きに生きることで平然とした日常を取り戻しているようである。

第三話　クオリティ・オブ・デスの世界

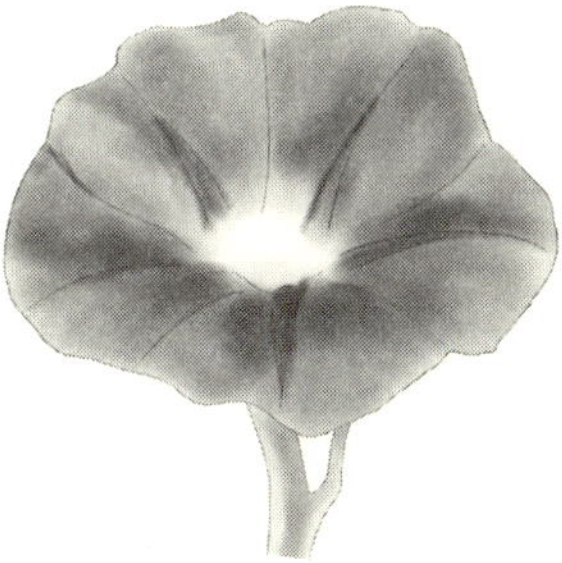

孤独に慣れる

「がん哲学外来」を始めたころ、「夜の六時になると無性に寂しくなる」という患者さんが多くいた。

がんを患っていても、昼間は会社に勤めたり趣味の活動をしたり、友人と過ごしたりして充実した生活を満喫している。土曜日曜の休暇は、友人を家に招いて明るく華やいだ時間を送っている。

ところが、そんな喜び合う時間が過ぎて一人になると、急に寂しさに襲われる。とりわけ夜の六時になると無性に寂しくなるという。

これは、日本人特有の心境である。

いつも一緒に楽しんでくれる人と居ることに慣れていると、そうなってしまう。

誰もいなくても、一人で楽しめる人間にならないといけない。

一人でいても嫌にならない存在でないといけない。

*

ひとりになると、塞ぎの虫が出てくる。

自分は干されているのではないだろうか、友達ができないのはどうしてか……そんな悩みが尽きない。

元気なときは、周囲の人が寄ってきて賑々しく過ごしていた。ところが、がんになると、みな遠慮して声をかけなくなってくる。自然と足が遠のき、いずれ音沙汰がなくなる。

そういうことに気持ちが左右されて、悩む人が多い。

だから孤独に慣れることが大切である。

わたしはカントリーボーイだったから、一人でいることが多かった。一人でいても充実した時間が持てるよう、いろいろ考えた。

本を読んで楽しむのもいい。音楽を聴いて心を落ち着かせるのもいい。お茶を飲んで思索に耽るのもいい。

自分に合った心を満たす時間を持つことが、生きがいに繋がっていく。

＊

「同じ条件の中にいても、あるひとは生きがいを感じられなくて悩み、あるひとは生きる喜びに溢れている。この違いはどこから来るのであろうか」

こう語ったのは、神谷美恵子である。

神谷は、ハンセン病に苦しむ患者に寄り添い、書簡の中に患者の声を聞き、孤独な葛藤の中からこそ生きがいは生まれると述べている。

一日一時間でいい、人間には部屋に閉じこもって自分と向き合う時間が必要ではないだろうか。

すると、生きる上で大切なこと、残りの時間の使い方、人生から求められていることなど、さまざまな境遇が見えてくる。

一日一時間の静思

一日一時間、ひとりで部屋にこもって静かに深く考える習慣を身につけるのがいい。

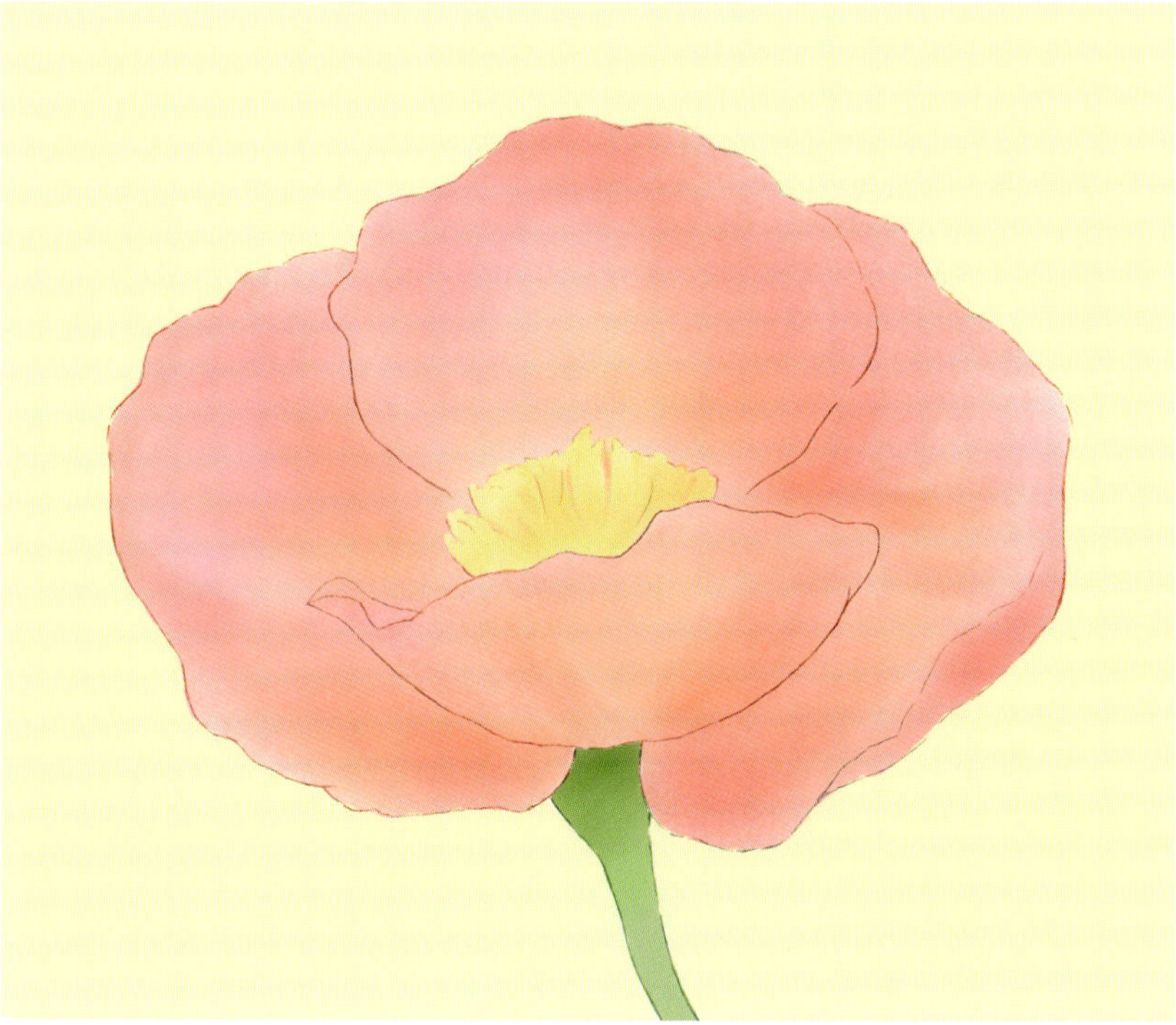

わたしは患者さんに、一日に一時間でいいから、静思するように勧めている。

おのずと自分の役割と使命が浮かんでくる。

一時間という短い間だけれども、ひとりで部屋にこもってとことん真剣に考えると、ぐったり疲れてくる。

その「疲れる」ということが大切。

疲れると、気持ちに諦めがつき、他に関心が広げられるようになる。悶々とした気持ちから解放され、外に出られるようになる。

悩みを抱えている日本人は、七〇パーセントの割合で一日中悩んでいるという。

真剣に一生懸命に考えることをせず、中途半端にダラダラ考えているのではないだろうか。

こうした姿は病人として深刻化させてしまうので、かえって望ましくない。

ともあれ一日一時間、真剣に考えるということは、坐禅を組むのとはまったく違う。坐禅の場合には只管打坐《しかんたざ》というように、ひたすら自分と向き合う。わたしのいう静思は、文字どおり静かに深く考えることであるが、重要なのは、考える対象を持つことである。

それには、良質の本に出会うことが最良といえる。

読書は自分を見つめるきっかけをつくってくれる。

ひとりでじっくり読み込み、気に入った箇所に赤線を引いて、暗記できるまでにする。こうして本を精読することが生きがいの肥やしになる。

病気であっても病人でない社会

およそ四〇年にわたり、がんを見てきてわかったことは、がんは病態というよりも個性に近いということである。

感染症は全身を蝕むけれども、がんは身体の一部に生じる病である。しかもはっきりとした外敵の侵入によって起こるのではなく、自分自身のDNAが傷つくことで起こるので、予防ではなかなか防げない。

がんは細胞分裂をする限り、誰にでも起こる可能性がある。

＊

実際には、がん以外の重い病気で悩み苦しんでいる人も多い。

病を背負った人たちが病気を気にせず、張りあいのある毎日を過ごせるようになるには、どうしたらいいのだろうか。

わたしは患者さんと接するとき、できるだけのんびりとした雰囲気を醸し出すよう心がけている。人は忙しそうにしている人には心を開かない。

余裕がありそうで脇の甘い隙のある人間にはガードが緩み、話してみようという気になる。

だから、わたしはいつも暇気な風貌で、ゆっくりとお茶を楽しんでいる。

この暇げな風貌には、「脇が甘い」「隙だらけ」「懐が深い」という印象が込められているので、患者さんの気持ちを和らげるのである。

ところが、たいてい多くのカウンセラーや心療内科の医師は、先生という立場から患者さんと接することがある。いわば馬の上から患者さんに話しかけるかたちである。それでは弱き立場の患者さんも本音を言えそうにない。また、そこで思いの丈を語るにも遠慮してしまうだろう。

そうではなく、医師は馬から降りて患者さんと同じ目線になり接することで、患者さんの気持ちを汲み、個性を引き出すよう努めなければならない。

＊

過去を悔やんだり、先を思い煩っても仕方がない。

その日その日を全力を尽くして生きればいい。

「人生は茨の道にもかかわらず宴会」とは、そういうことである。

日々の過ぎゆく時間を懸命に生きていれば、充実感に満ちてくる。不穏なことを思い煩っている暇はない。

自分の役割に気づくとは、そういうことである。

こうしていると、病気であっても病人でない時間を過ごせるようになる。

聖書が伝える生命のドラマ

生命現象にまつわるいのちの不思議は、聖書の「創世記」にさまざまなかたちで描かれている。

がん化する過程の発がんのありようは、そもそもアダムとイブの物語から読みとくことができる。

どうしてアダムとイブは蛇の誘惑に負けたのだろうか。その謎を解くことから始めよう。

アダムとイブは蛇の誘惑に対して、イエスかノーで答えることをしなかった。「付加」と「削除」をつけたかたちで応じた。

そのことが、正常細胞ががん化するプロセスを考える場合のヒントとなる。もし蛇の誘惑に対してイエスかノーで答えていたら、正常細胞はがん化することから免れていただろう。

ところが、付加と削除をつけたかたちで対応したことが、突然変異へと導いたのである。

突然変異というのは、遺伝子の塩基配列のどこかに付加あるいは削除が行われることによって起こり、それがきっかけで正常細胞ががん化する可能性を潜めた現象である。それによって芽を見せたがんは、正常細胞の制御機構から逃れて、無制限に増殖することによって発生する。

つまり、がんの発がんプロセスの現象は、このアダムとイブの物語からスタートしているのではなかろうか。

＊

では、がんを治すにはどうしたらいいのだろうか。

それは蛇の誘惑に負けたアダムとイブが、最後に蛇を叩くにはどうしたらいいかを考えることにほかならない。

それは蛇の頭をかかとで潰すこと、これがリガンドとレセプターの関係である。

「外から低分子を与えて内なる細胞に働きかけ、細胞の核に伝える」、それが治療として成功すれば、がんは治る病気になるだろう。

ところが、その低分子はまだ見つかっていない。

低分子が発見されることによって、がんは治る。

がんで死なない時代はやってくる。

*

しかし、がん化は防げない。

がんで死なない時代が来ても、人間の寿命は変わらない。

どんなに頑張って長生きしても、人間の寿命は一二〇歳までと決まっている。

これはモーゼの時代に決められたことである。

人間は生まれた限り、必ず死ぬ。医学的には七〇歳を八〇歳に延ばすことはできる。けれども九〇歳以上にするのは、医学では無理である。その人のもっている細胞の性格によるしかない。

われわれ人間は、一〇〇歳を超えた長生きというのはほとんど難しい。そのうえ一二〇歳を迎えると、病気でなくても人は亡くなる。

モーゼは病気で死んだわけではない。がんで死んではいない。一二〇歳になったから、亡くなった。

それはどういうことだろうか。

アダムとイブは九〇〇歳以上生きた。ノアの方舟のノアは九五〇歳で亡くなった。

そのノアの方舟により洪水が起きたときから、人間の寿命は年々短くなった。

それでモーゼとともに一二〇歳と定まった。

以来、何も変わっていない。

＊

がん患者さんと接していて、その人の寿命を三年や五年は延ばせても、一二〇歳という寿命を変えることはできない。

聖書や神話から知りうることを改めて思想の文脈に置き換えてみると、人間の生命現象の謎を解くヒントが見えてくる。

深刻な事象も宿命的なイメージも思想として捉えることでユーモアになり、悲壮感が軽減される。そして、おのずとマイナスのことと向き合えるようになる。

真実は神話的であり、生命的である。だから生命現象で語られる。

生命現象は、人類みな平等で変わらない。

大切なのは誰もが分け隔てなく共有できる平等なこと、それが真実である。

がんとの共存へ

昨今、日本ではがんに対する意識が「がんは怖い病気」から「がんといかに共存するか」という方向へ移っている。

がんになった人でも半分の方は治り、たとえ再発転移した患者さんでも慢性化して共存することが多くなっている。

そうした、がんを患いながらも社会生活を送っている人たちについてどう対応していくのか、改めて考えなくてはならない時代が到来している。

これまでのように、がんを死に至る病として特別視する動きから、がん患者を共に支えていく、がんと共に暮らす社会へと変わりつつある。そのための制度や治療法も段階的に整備されてきている。

なかでも欠かせないのが、「緩和ケア」に対する再考の動きである。

従来は終末期医療やターミナルケアと混同され、単純に痛みを和らげるための暫定的な処置のように認識されていた。

今やがんを告知されたその瞬間から、精神的・肉体的痛みを汲み取り、和らげる重要な医療部門として定着しつつある。

＊

緩和ケアが医療にとって不可欠であることは、言うまでもない。がんと診断されたときから医師、看護師、薬剤師など医療関係者は、その患者さんに対して緩和ケアのこころをもって接しなければならない。

ところが、日本の医学教育にはまだ対話学や寄り添い方など、その具体的な方策はあまり教えられていない。だから、大学病院では、がんと診断し治療する方法や予後に関する説明はできても、患者さんを慰め、気持ちをほぐすところまでは行き届いていない。

最近ではコミュニケーション学が取り入れられている医科大学や医療機関もあるようだが、もとより患者さんに共感する気持ちから出たというよりもむしろ外から教えられたスキルになってしまっているように思われる。それでは充分でないのではないだろうか。

医療と緩和ケアとは一体なのだから。

それは生と死の境がはっきりしていて、あたかも別々に存在するものとして捉えられているのに似ている。

本来、生と死は連続している。生きることは死ぬこと、死ぬことは生きることのはずである。

*

昔は大家族でお年寄りが布団のなかで亡くなっていくのをリアルタイムで見守るのが、日常の延長線にある出来事であった。したがって、その風景そのものが、死の準備教育となっていた。

ところが、現在は教育の中で生きること、死ぬこと、病気と向き合うことを学ぶ機会が限られている。それでは、充分とはいえないのではないだろうか。

生と死が連続しているものとして、なかなか理解されないのである。ある日、体調を崩して病院へ行き、医師から突然がんの宣告を受ける。するとたんに、死に際に立たされたような気持ちで酷く落ち込む人が少なくない。

人間学としての死の準備教育が希薄なのではないだろうか。

がん教育には、家庭で生と死を連続したものとして受け止める体験や、学校において人間学や死生観を基礎に据えた現場教育が欠かせない。そして医療に関わる人たちにも、患者さんに対するその人なりの真摯な死生観が求められるのは当然だろう。

＊

己のなかで死生観を身につけていない人は、がんと診断されると、不幸のどん底に突き落とされた気分になってしまうことがある。

今や二人に一人ががんになる時代だから、いつ自分ががんになってもおかしくはない。

そう覚悟しないといけないときである。

昨日と今日は同じ自分なのに、がん宣告を受けると、あたかもそこでいのちの糸が断ち切られたかのように、絶望的な気持ちになる。

そうならないためには、生と死を連続したものとしてみなす死生観、そして芯の強い温かな人間性を涵養していくことが必要なのではないだろうか。

（『がんサポート』二〇一三年一一月号より）

がんを取り巻く環境

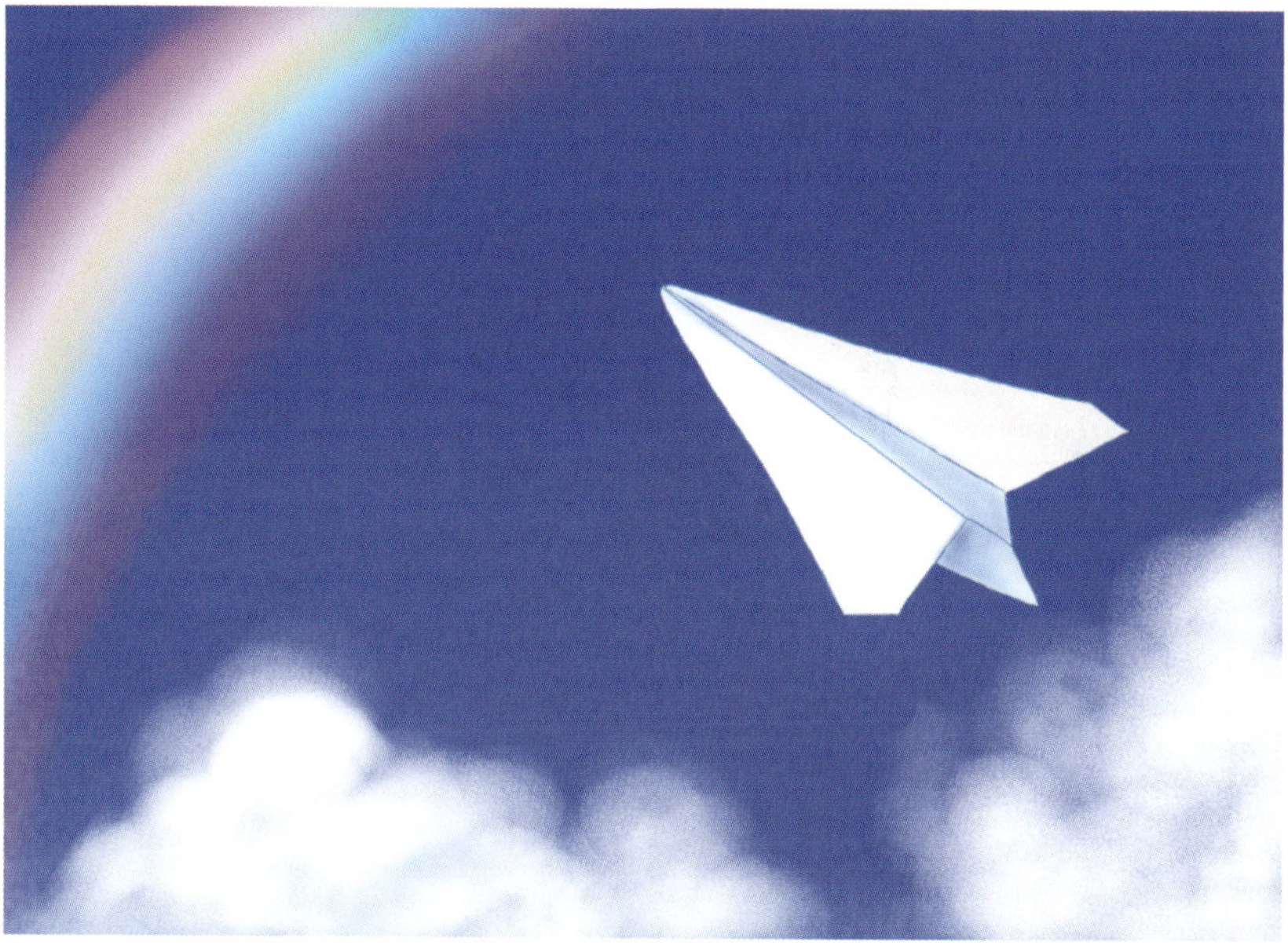

医療面でがんを取り巻く環境は徐々に進んでいるとはいえ、この先がん患者さんが減ることはないだろう。

働く世代の人にとっては、いかに早期発見し、早期治療を受けられるか、その最善の方法を選択する。

高齢者の場合には、何も治療しないのではなく、高齢者にふさわしいがんの治療方法を模索しなければならない。

わたしは天寿を全うしてがんで死ぬ「天寿がん」がこれからの一つのあり方ではないかと考えている。

わたしの父は九二歳のときに、がんで亡くなった。そのときには、積極的治療を行わなかった。まさに「天寿がん」である。

がん患者さんが自分で身体をコントロールできなくなるのは、亡くなる数ヶ月前からで、状態も固定化されることはめったにない。

がんを患いながらでも、静かに在宅で日常生活を送るケースが増えている。

*

できることなら自宅で家族に見守られながら最期を…。そう願う人は多いのではないだろうか。

しかし実際には老夫婦の二人暮らしとか、お年寄りの独り暮らしという場合もあり、在宅で死を迎えるのもなかなか思いどおりにはいかない。

では、どうしたらよいだろうか。

将来がん患者の人が増えるにつれ、病院で総てを賄えるようになるとも考えにくい。

そうなると超高齢化社会を見据えて、医療システム全般もさることながら、看護・介護のノウハウまできちんとした展望を今から計画的に立てておかねばなるまい。

がんの終末期はさまざまである。

病気の特性を活かした過ごし方、そして看取る方法があるはずである。そうしたことを検討する機会を身近なところから増やしていかなければならないのではないだろうか。


（『がんサポート』二〇一三年一一月号より）

クオリティ・オブ・デス

日本には、クオリティ・オブ・ライフはあるけれども、死の質に関する言葉がない。しかし、人間誰しも生まれたからには最期は亡くなるという、重要な仕事が残っている。

これもわたしは生きることとの連続性にあるものとして、大切な役目の一つと思っている。

最初は、死を恐れている人に対して「死」ということを表に出していうと、敬遠される場合が多い。

日本社会には「若いことが一番」の思想が高度成長以降蔓延しているので、老いることを忌み嫌い、死を封じる傾向が強い。

しかし、それ自体が不自然なことである。

死を生と連続するものとして捉え直し、死について真剣に考えると、おのずと腑に落ちるはずである。

カントの臨終の言葉は「これでよい」

勝海舟の最期の言葉は「これでお終い」

内村鑑三の娘が亡くなるときは「もう逝きます」

この三つがそれぞれの死に臨む態度、すなわちクオリティ・オブ・デスがここに現れている。

自らが亡くなるとき、死に対する見極めの精神を持っていることが重要で、自律的に向き合うことによって悲壮感が漂わなくなる。

＊

イギリスには、デス・カフェというのがあり、「死のカフェ」と称して日常的に行っている。

自己の死生観や人間の尊厳について、病を患っている人もそうでない人も、その家族や付き添う人が一緒に集い、対話をしている。

死に関することも生きることと同様に、前向きに見つめ合えるのが素晴らしい。

こうしたざっくばらんに対話のできる場をつくっていかなければならない。するど、自分自身だけが死と向き合っているのではない、他の人も同じように考えていることを知り、気持ちが落ち着けるようになる。

＊

わたしはロンドン大学に招聘され、講演を行ったことがある。イギリスの方は「デス・カフェ」の話をし、わたしは「がん哲学」について話すよう求められた。なぜなら、現在日本で行われている緩和ケアやスピリチュアルケアというのは、みな輸入品であるという。いわば海外で良いと評価されたものを自国で施しているにすぎない。これまで日本は受信型思考の国とみなされていたのである。

ところが、「がん哲学外来」はちがう。

吉田富三のがん学と南原繁の人間学という二人の日本の思想を併せ持ったもので、日本初であるという点から共感を得た。

実際に「がん哲学外来」として機能し、多くの人が生きがいを求める場として活動している、まさに日本発信型のユニークな試みとして注目されたわけである。

最期の五年間で人生を語る

人生というのは、良いときもあれば悪いときもある。
それは、誰しも味わう感慨であろう。
後世に素晴らしい思想を遺した内村鑑三、新渡戸稲造、さらにはウィリアム・クラークも同じように、華々しいときと苦悩のとき、そして成功と失敗を繰り返しながら一生を終えた。

人生というのは、輝かしい功績だけが意味をなすのではない。

その人が、その功績を成し遂げた背景には何があるか、どうしてその功績を得たか、その背後にあるものを読み解いてみなければならない。

すると、必ずしもプラスの面だけが良いとも限らないことが見えてくる。むしろマイナスのところから学んだ力は大きい。

内村鑑三は、『代表的日本人』『デンマルク国の話』など、心の灯になる作品を遺した。

新渡戸稲造は、日本人の精神の根本である『武士道』を遺した。

ウィリアム・クラークは「ボーイズ・ビー・アンビシャス」という、後世に云い伝える言葉を遺した。

こうした人間学の芯に触れるような言葉や思想を彼らが遺せたのは、それまで生きるなかで数々苦渋の経験を経てきたからにほかならない。

失敗やしくじり、苦しみや悩み、こうしたものはそのときはマイナスであるけれども、それは受け止め方や考え方しだいで、プラスに転じることが可能である。

内村鑑三の若いころは、勤務先を転々とし不敬事件を起こすなど、波乱に満ちていた。

新渡戸稲造はうつ病に苦しみ、その結果、武士道が生まれた。

ウィリアム・クラークはアメリカに戻ると、悲惨な破産の憂き目にあった。

彼らはどんなに苦しくてもその辛辣な状況下にあるときは、じっと我慢し忍耐に徹して一条の光が射すのを待ったからこそ、人々の心の尊厳に触れる言葉が生まれたのである。

これと同じである。

＊

がんを宣告された人にも病を患っている人にも、人生の時間は残っている。

その残りの時間を愛おしみ生き方を顧みたときから、人生は始まる。

過去を悔いてもはじまらない。

これからを惜しんでもはじまらない。

苦しみのなかにありながらも、悩みを抱えながらも、自分らしく前向きに精一杯生きていく、それが大切である。

すると、自ら発する言葉も日常を過ごす様子も変わってくるのではないだろうか。

それがやがて思いやりや温かさに変わるときがくる。

第四話　がん教育のあした

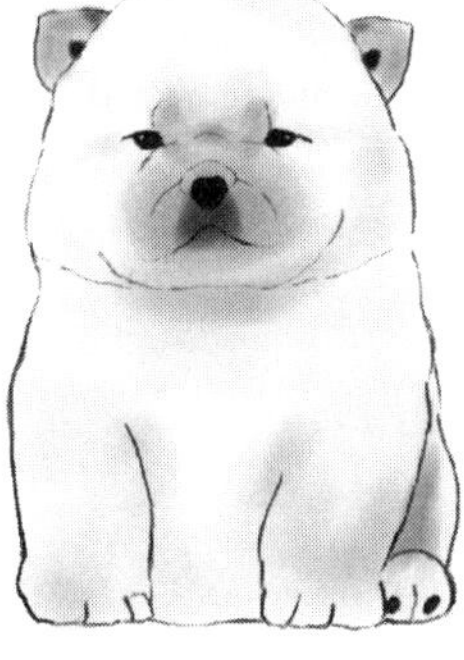

言葉の処方箋

ひとりで静かに一時間本を読むと、必ず見開き二ページのなかで重要な言葉にアンダーラインを引くことにしている。

内村鑑三、新渡戸稲造、南原繁、矢内原忠雄ら先人たちのキーワードをしばしば引用するのは、わたしが若い頃にそのラインを引いた箇所である。それらの重要なセンテンスを脳の引き出しに入れて、病で行き詰まった患者さんの心を解きほぐすのに援用している。

まさしく「言葉の処方箋」というのに相応しいだろう。

「目下の急務はただ忍耐あるのみ」

（山極勝三郎）

わたしの好きな言葉のひとつで、よく患者さんに処方する。山極先生は日本の病理学の泰斗で、いかにも気骨ある言葉である。ある苦境に置かれたら、まずはその状況に耐えるこころを持つ。すると肝が据わり、視点もクリアになり、やるべきことの方策が見えてくる。

＊

「病床にも知恵あり」

（新渡戸稲造）

新渡戸は、武士道の筆を執る前、長いうつ状態にあった。悶々と悩み苦しんでいるときほど、ものごとがよく見える。感覚が研ぎ澄まされ、感受する力が強まっているのである。そして病はふだん見過ごしてしまっているさまざまなことを気づかせてくれる。病だから分かること、病だから想い描くことの力は大きい。病は決してマイナスではない。プラスの知恵が浮かぶ前ぶれなのである。

「わたしたちが生きることからなにを期待するかではなく、むしろひたすら、生きることがわたしたちからなにを期待しているかが問題なのだ」

（ヴィクトール・フランクル）

これは、フランクルがアウシュビッツ収容所で絶望の状態にある人たちに向けて、「生きる意味」として伝えた言葉である。わたしはこれを分かり易く「人生になにかを期待するのではなく、人生から期待されているものを考える」と説いている。

人生というこれから先の時間に、何か美しいものが待ち受けているのではなく、人生というかけがえのない時間のなかで、自分には期待されている何かがあると認識を転換することによって、おのずと自分の立ち位置が明確になり、役割や使命が見えてくる。

「苦しみがあるから品性が磨かれる。その品性が希望を生み出す」
（『旧約聖書』）

わたしは「がん哲学外来」で患者さんと接していて、言葉の処方箋を送るが、一方的に「救って差し上げる」という気持ちを抱いたことは一度もない。対話を通じて一緒に考えることによって、むしろわたし自身が学ぶことが多い。わたしはこの仕事をはじめて、考える視野が広くなり、自分に執着しなくなった。身の周りで起こることや自分のことについてありのままを受け入れ、多少のことは放っておく、寛容な心でいられるようになった。「ほっとけ」は、誰にとっても心強い。

こうして自分らしく人のためにこころを尽くしていると、自ら意識しなくても自然と品性が高まる。そして自らの希望につながり、周りも明るくなってくる。

「誰にも遺すことのできるところの遺物で、利益ばかりあって害のない遺物がある。それは何であるかならば勇ましい高尚なる生涯であると思います」

（内村鑑三）

これを平易な言葉で言い換えると、「みなそれぞれの人生は贈り物である。その価値を高め〝勇ましい高尚なる生涯〟として、次の世代に遺していくことは、誰にでもできることである」ということになるだろう。

がんのような大病をすると、思い悩み生きる目的を見失ってしまう人がいる。

「健康なときは、あんなに働けたのに…」

「周りの人に申し訳ない」

「自分は役に立たない人間だ」
マイナスのことばかりを思い詰めてしまう。
しかし、人生そのものは贈り物である。
その贈り物に感謝しつつ、日々思いやりを持って他者に接し、向上心を高めて自分の道を最後まで諦めずに精進していれば、それは誠実に日々を生きることに繋がっていく。その積み重ねが「勇ましい高尚なる生涯」であり、そうした生きる姿を後世に遺すことが、その人の存在価値となるのである。

「とうてい逃れない困難で、不幸が長く続き、心も身も疲れはて、逃げる場所もかくれる場所もないと、人生の生きる望みを失ったとき、心を落ちつけて、天を仰ぎ、心に念ずれば、どことなくなぐさめてくれる風が吹いてくるのはどうしてであろうか。」

（新渡戸稲造）

これをわたしは一言で、「八方ふさがりでも天は開いている」の言葉で表している。

生きる望みを失いどうしようもない状態にあるとき、深く息を吸いゆっくり吐いて心を落ち着かせてみると、天は開いていることに気づく。慰めの風の訪れによって、それまで曇っていた目の前がクリアになり、かすかな光がこころに点《とも》るようになる。この光が新たな道しるべとなるであろう。

「ここまで、わたしは、わたしのランターンをかかげてきた。時がくると、それは別の手へとひき継がれて、さらに先へと運ばれていくであろう」

（河井道）

新渡戸稲造の教え子で恵泉女学園の創立者、河井道は自叙伝のなかで、自らの使命をランタンにたとえた。

大きな志を持ち理想を実現させるためには、ランタンのように小さくても手持ちの光で周囲を照らすことを忘れてはならない。そうした存在になることを己の役目とし、そこに身を捧げていった。
小さなことを疎《おろそ》かにしないこの生き方は、さまざまな夢や理想へ向けて歩むときの足どりをみているようで、多くの示唆を与えるものである。

「成功者になろうとするよりは、むしろその人がいないと困るような貴重な存在でありなさい」

（アルベルト・アインシュタイン）

医師には科学的に病気を見て診断するという学者的側面と、人間的な温かさで患者さんと向き合うという二つの使命があるように、人間ひとりひとりにおいても異なる二つの面が求められている。
現代は、自分の夢や希望に向かって自己実現を成すことが強調され、周囲にいる他者と和を取りもつ協調性を育むことは軽視されがちである。しかし、これではバランス力のある人間が育たない。
生命現象が語るように、人間一個の身体では一つの細胞や組織に支障をきたすと身体全体がバランスを崩し痛み出す。

こうした生命現象と人間社会は同じく、自らの大成を目指すためには、周囲への配慮や思いやりを欠かせない。どんな相手であれ配慮することが自らの存在価値を高めることに繋がるのである。

*

気持ちをほぐす力のある言葉は、弱き人の心を明るく照らす。

それは、苦しみの葛藤から発せられたものが多い。だから、がん患者さんの心に通じるものを含んでいる。

それを脳の奥から引き出し、「言葉の処方箋」として語っている。

わたしは患者さんと対話をするとき、いつも五つから六つの言葉を用意する。そのうち一つでも患者さんの共感が得られれば、それで良しとしている。

どんなに多くの言葉があっても、本当にその人の処方箋となるものは難しい。

それを無尽蔵にある「言葉の処方箋」の宝庫のなかから探り当て、患者さんの心の導きとしているのである。

五〇歳から本を読んだのでは、こうした優れた言葉は暗記できなかっただろう。一九歳の悩み多きときに読んだから、自らの心にすぐに溶け込み、素直に受け入れられた。スポンジのように吸収したことを思い出す。

＊

高校生までのわたしは、教科書しか読んだことがなかった。

ところがある日、予備校の先生との出会いがきっかけで、一九歳にして南原繁と矢内原忠雄を読むようになる。

その先生は南原繁が東大法学部教授のときの学生で、受験指導の合間を縫ってわたしに南原の思想の素晴らしさを語ってくれた。それに感化され、書店で南原繁の本を買ったのがきっかけである。

その後、岩波書店から出ている『南原繁著作集一〇巻』を読破した。南原繁の先生は、内村鑑三と新渡戸稲造とある。次に、今度は彼らの本を片っ端から食い入るように読んだ。それが今日に繋がっている。

＊

「もしかすると、このときのため」とはこういうことだろうか。

出会いというのは、非連続の連続性という不思議な縁を導いてくれる。彼らの本を読み切ったとき、大きな階段を上り、身長が伸びたという思いがした。階段をダラダラと一段ずつ登っていくような読書法は、わたしにはもどかしい。

小学校や中学校では教育指導的に「本を読みなさない」というけれど、これにどれだけの意味があるだろうか。

実のある読書とは、読んだ本の数ではない。

内容の薄いの本をたくさん読んでも、それほど生きる糧にはならない。

肝心なのは、密度の濃い読書法のことだから、それが分かる歳になるのを待つのが良いのかもしれない。

純度の高い専門性は社会を制す

何ごとも徹することが大事である。

読書もそうである。

わたしは信頼する先生が良いというものを信じ、そのひとつひとつの本から多くを学ぶことができた。だから乱読はしていない。

ホンモノはホンモノに通ず。これに徹してきたのである。

夏目漱石も「これしかない」ということに徹底した人物である。

『坊ちゃん』を読むと「道後温泉しかない」とある。

『三四郎』を読むと「富士山しかない」とある。

彼は「あれもこれも」ではない、「これしかない」の発想で文学の世界を生き、人間社会を生きた。

これが純度というものである。

純度七〇パーセントのレベルで世の中は動いている。

残りの三〇パーセントに真実があり、これが純度の高い専門性を意味する。

純度の高い専門性を持たないと、ほんとうの社会的包容力は生まれない。社会的包容力を持つことは、人間的な優しさや温かさを備えることで、人間としての懐の深さに通ずる。

医師としてその社会的包容力を有することは、社会的使命のひとつにほかならない。

*

いかなる人であれ、病を患うものに差別なし。患者さんがたとえ罪を犯した人であろうと、その人が苦しんでいたならば医師は等しく治さなければならない、これが医師の務めである。

患者さんをこちらの意思で選んではいけない。どんな人にも寄り添わなければならない。つまり、医師というのは、患者の境遇を問うてはならないのである。
こういうことは、僕が病理学者だから言い得ることでもある。

＊

病理医は臨床医とちがい、ふだんは生きた人間と接することは少ない。
死体解剖や生検で切り取られた細胞を顕微鏡で見て手で触れて、判断する。
だから、人の善し悪しによってその判断が変わることはない。
個人の主観や選り好みがそこに入り込むことはない。
科学的に公正に判断していくのみである。
そこから、人間は存在自体に価値があることを知る。
人は、人の善し悪しを評価してはならない。
人間はどんな人でも尊厳をもっており、それ自体に価値がある。

＊

人間には、本来なら順境も逆境もない。

ひたすら与えられた環境のなかで精一杯に生きること、それが本来の姿で、自ら持ち得る力を開花することになる。

これもわたしが病理学者だから分かることである。

科学の目　愛のこころ

患者さんが気になることを質問したときに、Aという先生、Bという先生さらにCという先生は、みな違うことを言う。

みなさんにもそういう経験はあるだろう。

これを聞いた患者さんは、どうしていいか分からなくなり戸惑う。

医師もわからないことを曖昧に応えるから困るのである。

素直に「わかりません」と応えればいい。

しかし、それがなかなか一筋縄ではいかない。

「曖昧なことを曖昧にいう」

実にそれが科学的なのである。

本来、科学のまなざしは、曖昧なことを良しとしないものかもしれない。

そこには必然的に複数の視点が介在し、それらを加味したかたちで正当に対応しなければならない。それ故に、かえって曖昧な対応とならざるを得ない場合がある。複雑な難しい問題ほどそうである。

それが患者さんの気持ちを惑わせてしまう。

＊

曖昧なことを確信をもって応えるには、愛しかない。

あなたを思っている気持ちさえ相手に伝われば、問題は解決しなくても、解消できる。

すると患者さんも、悩みがあってもそれを問わなくなる。

気を張って思い悩んでいたものが、どうでもいいと思えるようになる。肩の荷が下りて楽になれるのである。

こうしたとき、ふと自分以外のことに目を向けられるようになる。

専門性を究めて、バランス力を磨く

よく「これを食べてはいけない」ということを耳にする。

それはみな濃度が高すぎるから言われることであって、低濃度のものを指してはいない。

発がん性のある食べ物というのは、動物実験などで通常の一〇〇倍から一〇〇〇倍ちかく高い濃度で実験を行い、その結果を公表しているにすぎない。だから発がん性を疑うもののなかにも、普通では程度の低いものがたくさん含まれている。

われわれの身体にはAという物質、Bという物質など、たくさんの異なる物質が混在している。

それらの物質がお互いにバランスをとりながら、代謝酵素を高めている。

それと同じで、「お肉を食べてはいけません」と言われても、野菜ばかり食べて肉類を食べないのであれば、栄養をつけられない。

要はバランスよく常識的に摂取すること。

人間には元来、常識というものが備わっているから、その常識をもとに肉類も野菜類もバランスよく取るようにということである。

*

科学万能主義を信仰していると、科学は絶対であると錯覚してしまう。

科学の扱う事象には、もろもろ割り切れないものもあり、結論の出ないものもたくさん存在する。時代によっても、その内容や定義そのものが変化していく。

だから、われわれにも分からないことはたくさんある。

こうなると、常識だけではなかなか判断できないから、そこは純度の高い

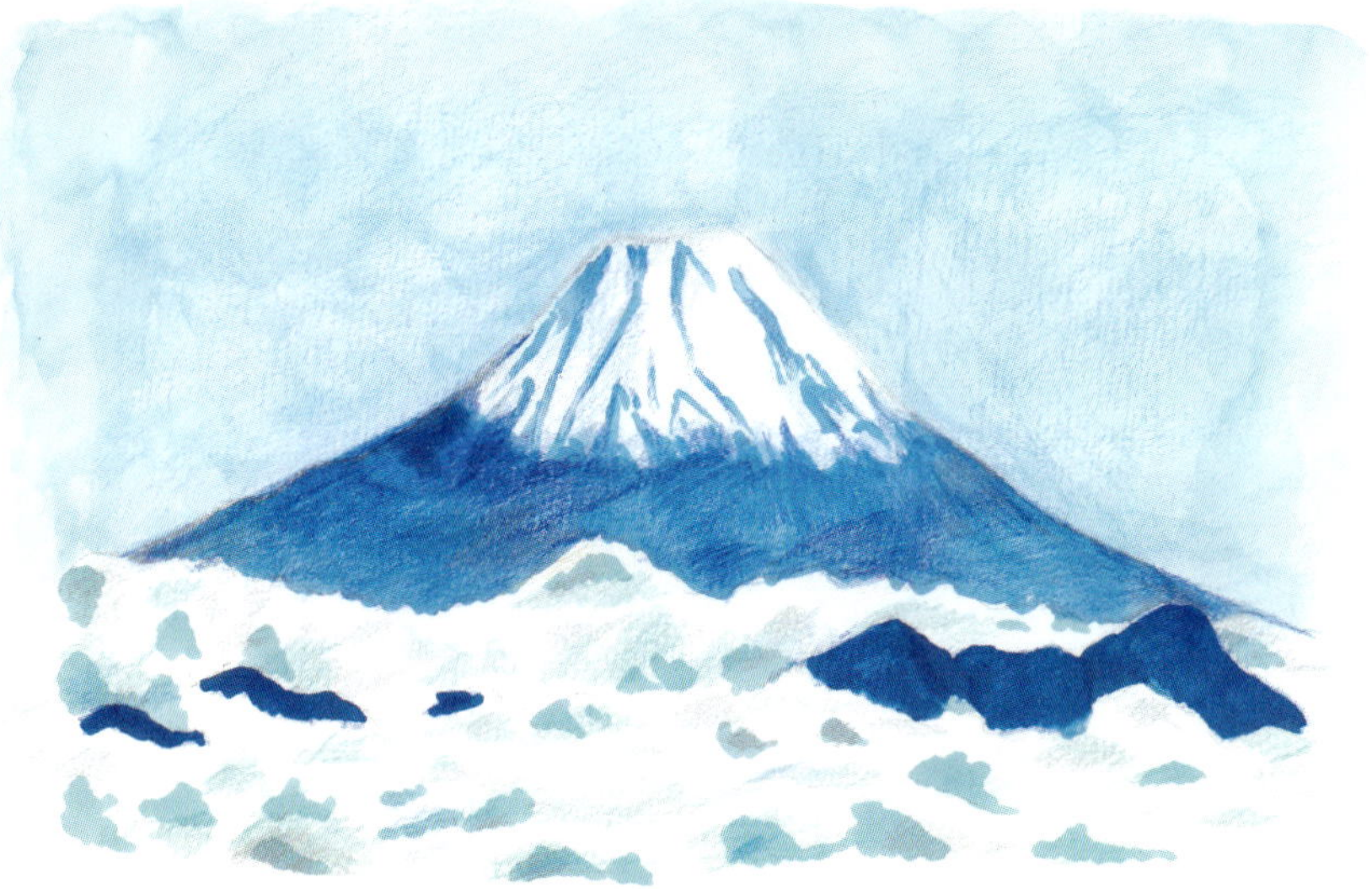

専門性が必要になってくる。

何のために分野があるのか。専門別に分かれ、それぞれ専門家がいるのか。それぞれの専門分野で、その専門性を究め尽くすことが求められている。

専門性の優れたところで総合的に見極めるのが人間の知恵である。

専門分野を究めつつ他のことも学ぶ、それがバランス力に繋がるのである。

チャウチャウ犬のように

現場での患者さんとの向き合い方は、さまざまである。

現代では、患者さんのカルテをデータで管理しているので、診察室で患者さんの顔をほとんど見ない医師も増えているように聞く。

これでは、何のための診察だろうか。

どこを見て診断しているのだろうか。

診察というのは、医師と患者の対話の場でもあり、心と心のふれ合いの場でもある。

「がん哲学外来」はそうしたことを意識しながら、患者さんひとりひとりの病気の具合と心の状態を見て、顔の表情を気づかいながら行っている。

わたしは、しばしば講演会でチャウチャウ犬の話をすることがある。

犬は人間以上に感性的な動物で、周りの雰囲気や主人の感情を鋭敏に察知し、気持ちを汲み取る行為がとても上手である。

だから、寄り添い方や気づかい方、苦しんでいる患者さんに接するときにはチャウチャウ犬から学ぶといいと説いている。

ところが、犬にとっても必ずしも調子のいいときばかりではない。

チャウチャウ犬にもさまざまな姿がある。

柔和なチャウチャウ犬。

怒っているチャウチャウ犬。

疲れているチャウチャウ犬。

悲しいチャウチャウ犬。

いろいろな表情を浮かべ、犬は自分の気持ちをとても素直にあらわす。

この顔つきひとつでこころが通ずる。

言葉がなくても、表情ひとつで意思疎通が可能である。

本来なら、人間も同じはずである。

困難な境遇にある人に労りの行為をしようと思ったら、顔つきや言い回し、振る舞いもそれに見合ったものにすると、言葉に窮したときでも、そのこころは伝わるものである。

予防医学は難しい

人間誰しも病気はしたくない。病気になるには何らかの原因がある。

そこで、あらかじめ病気になりにくいライフスタイルを確立し、病気を予防しようというのが予防医学と言われるものである。

それには、いろいろな種類がある。

免疫療法や食事療法などは、最近よく耳にする。

しかし、それらは効果を発揮しても、一時的なものに終わる場合が多い。

一日のうちで効果をもつのは、ひとときにすぎない。そのときが過ぎればまた元に戻ってしまう。

免疫力が高まったといっても、ほんの数時間しか継続しない場合がある。

たとえ毎日繰り返しているといっても、根本は変わっていないのである。

現に根気よく、しかもきめ細かく免疫療法や食事療法をした人でもがんになっている。

がんになってから、予防のことをいっても効果は薄いのである。

＊

あらかじめ病に対して予防することは、なかなか難しい。

病気になってからいかに対応するかしかない。

だから、われわれはＷＨＹは問えない、われわれにできるのはＨＯＷである。

来るべき事態が来たらどう考えるか。

それが『沈黙の春』の最終章にある「べつの道」である。

こちらの道へいくか、あちらの道へいくか、それを選択するのは人間の自由意思である、と。

雨が降ったときに、傘をさすか、レインコートを着るか、はたまた家の中に入るか、それは自由意思で決められる。

しかし、なぜ雨が降るかは問えない。

雨が降ったときに、どう対応するかしかないのである。

＊

がんについても同じである。

三七度の体温で保温される限り、ＤＮＡが複製されると必ず一〇のマイナス七乗に一回の割合で突然変異が起こる。だからわれわれは分裂が多い以上、がん化への道は防げない。

これに対して、今の日本では予防を強調しすぎているように思われる。

食事療法とか運動療法とか、およそ一部の人にしか当てはまらないような方法を「予防」と称して推進している。これでは純度が低い。

真実というのは、いつの時にも全ての人に差別なく当てはまるものをいう。ひとときだけ効果を発揮するものではない。

見えざるもののありか

東日本大震災をめぐって科学のあり方が大きく問われるようになった。それと同時に、医療のあり方も見つめ直さなければならない。

これまで科学は見えないものを顕在化しようと邁進してきた。医療の世界では、それをレントゲンやＣＴスキャン、ＭＲＩ、内視鏡などで映し出し、病気を解明しようと挑んできた。

しかし問題は、目に見えないもの、映し出されないものについて、いかに対処していくかである。それに対して、科学は絶対的なものではないという覚悟を持ち、予見する能力と対応する知恵を養わなければ、怖れおののく姿勢は治まらない。

震災の原発事故で、科学には可能性と同時に限界が潜んでいることが露呈された。利便性ばかりを追求しても始まらない。その歪みが必ずや到来することが明らかになった。

いかなる状況においても、焦らず真摯に向き合う姿勢が大切なのではないだろうか。

そして、これからは顕在化されない、かたちや数値で表されないものに対してどう向き合い、対処していくかということに力を注ぐべきだと思われる。

*

病理学の視点で研究していると、細胞社会の病理と人間社会のそれに類比性を見い出すことができる。

いわば一家のなかに不良息子がいて彼をどう更生させるかということと、ずる賢いがん細胞をどう立ち直らせるかということとの関わりである。

人間社会でも、周りがしっかりした人たちであれば、少々おかしな人が一人ぐらいいても上手くやっていける。昔の小、中学校ではそうであった。少々悪い生徒がいても、周りの先生や生徒の力によって悪い生徒もやがておとなしくなった。それが教育である。

教育というのは、そういう悪いところを自然に改心させる力を持っている。

これと同じで、たとえがん細胞ができたとしても、それをどう抑制しおとなしくさせるか、これを考えるのが「がん哲学」の役目であり、がん教育である。

細胞病理と社会病理を合わせることで、これまで考えつかなかったような治療法やアイディアを着想することができるのではないだろうか。

病理医ががん細胞を見る。その診断は正常細胞とがん細胞の境界部分のところで微妙に変わってくる。境界部分の判断は難しい。

これと同じことが人間社会でもあり得る。ある指標で人間社会を分類しようとすると、境界線の箇所では、こちらの判断では病気と診断されたものが、別の判断ではそうではないと見なされるケースがままある。

同じ事象でもどういう立ち位置で見分けるか、それによって見え方が異なってくるというものである。

＊

原発に関する混乱のもう一つの問題は、Aという科学者、Bという科学者、同じ分野の科学者によって言うことが異なる場合があるという点である。細分化された科学のせいか、専門家の主張もさまざまなのである。

こうしたことは、専門家が専門分野を究め尽くしていないことに起因しているのではないだろうか。

これでは専門家どうしが同じ話し合いのテーブルに座っても、現場の優先順位をつけることができない。優先順位のつけられるプロフェッショナルを育てなければならない。

それにはプロフェショナルな人材が育つような環境をつくるということも大切だろう。

環境というのは、病理医の言葉でいえば、形成的刺激ということになる。つまり、細胞も環境の刺激によって変化していくものである。

環境発がんは刺激によって起こる。

外からの刺激によって内なる分子が反応し、それが核に伝わって細胞が分裂する。その細胞分裂によってがんは起こる。

ところが逆に、がん細胞に外から刺激を与えてがんを治療することもある。それが放射線治療や先進医療の技術である。

この外からの刺激には、良い刺激と悪い刺激があるということを見極めなければならない。

言葉や人格との出会いによって触発された扇の要が、二〇年後三〇年後に向けて末広がりに開花していく。

教育だけではなく、日本のあり方を見据えていく上でも、良い刺激とは何かを考えていくことが重要である。

新渡戸稲造は国際連盟事務次長のとき、人類のために良いものを遺そうと「知的協力委員会」を創設し、自らその事務局責任者となり国際平和の構築に努めた。そこにはアインシュタインやキュリー夫人も参加している。

これに倣《なら》い、わたしは日本が文明の未曾有の問題に対して「二一世紀の知的協力委員会」のようなものを提唱して、対処するべきだと考えている。

そこで現在、国際環境発がん研究センターを提案している。

将来、世界のどこかで何らかの環境因子によって、福島のような状況が起こるかもしれない。そのときには新渡戸稲造の精神で、国を超えて支援するために、今からその心構えをし準備しておくことが必要なのではないだろうか。

（『がんサポート』二〇一一年九月より）

エピローグ　訪れる人を温かく迎え入れる

本書では、「楕円形のこころ」の精神で人間社会を生きるために、生命現象と人間学の視点から述べてきたが、みなさんの心に響く言葉はあったでしょうか。

一つでも二つでも、みなさんが頷いて心が開かれる点があったならば、著者として望外の喜びである。

わたしは、勝海舟の屋敷の跡地である赤坂で、勝海舟、新島襄、新渡戸稲造の三人を並べて講話する機会を得た。そのときに語った、勝の妻たみが苦しむ人に話しかけた言葉「悲しい時には私達の所へいらっしゃい。一緒に泣きましょう。そしてあなたが仕合わせな時には一緒に笑いましょう。さあ勇気をお出しなさい、……これから先の長い年月のことは考えず、今日という日以外には日がないと思ってただ毎日をお過ごしなさい」は、訪れる人を温かく迎え入れる精神の原点であろう。

本書でも述べたように、わたしは若かりしころから尊敬する人物の本を精読し、自分のこころに留まる琴線に触れた言葉は、暗記してこころにおさめるようにしてきた。その先達の言葉がいろいろな場面でほとばしり浮かび上がり、わたしのこころの支えとなっている。

そうした言葉を頼りに、「がん哲学外来」では人間の温かさのある社会的包容力で患者さんを迎え、悩みの解消法を探っている。そこには、ユー・モア「あなたをもっと大切に」という気持ちと、何があっても動じないこころで悲壮感を和らげるクオリティ・オブ・デスの教育が含まれている。本来のありのままを静かに受け入れるには考える力と厳しさに耐える強さが必要で、それがあって初めて明るい笑顔とユーモア、そして夢が生まれる。

やがてわたしは天国で、本書に登場した勝海舟、新島襄、内村鑑三、新渡戸稲造、南原繁、矢内原忠雄、吉田富三、菅野晴夫、Alfred George Knudson（アメリカ時代恩師）らと共にカフェを開くだろう。そこにあなたはお茶係として参加しませんか。

新渡戸は、旧制第一高等学校の近くに部屋を借り、毎週一回悩める学生たちの相談に乗っていたという。矢内原も、退職後に東大前の本郷通りに、苦しむ学生のためのカフェを開くことを夢見ていたという。

わたしは、天国でふたたびカフェを開きたいと思う。

そこで本書の続きを話しませんか。

樋野興夫（ひの　おきお）

医学博士。順天堂大学医学部（病理・腫瘍学）・国際教養学部教授（併任）。一般社団法人 がん哲学外来理事長。恵泉女学園理事。東京女子大学理事。

1954年島根県生まれ。癌研究会癌研究所、米国アインシュタイン医科大学肝臓研究センター、米国フォックスチェイスがんセンターなどを経て現職。2002年癌研究会 学術賞、2003年高松宮妃癌研究基金 学術賞、2004年新渡戸・南原賞、2018年朝日がん大賞、日本癌学会 長與又郎賞。

『がん哲学外来入門』（毎日新聞社）『がん哲学外来へようこそ』（新潮社）『「今日」という日の花を摘む』（実業之日本社）『明日この世を去るとしても、今日の花に水をあげなさい』（幻冬舎）『がんばりすぎない、悲しみすぎない、「がん患者の家族」のための言葉の処方箋』（講談社）など著書多数。

がん患者さんの不安や悩み、どうしようもない気持ちを受け止めるために対話の必要性を痛感して、2008年「がん哲学外来」を創設。そこでは、対話によって悩みを解消し前向きに生きる「言葉の処方箋」を提供している。そうした場がメディカル・カフェとして現在、全国約150ヶ所で展開されている。個人面談や講演を通じて、患者さんやその家族の支援を精力的に行っている。

楕円形のこころ　がん哲学エッセンス

2018年12月10日　初版第1刷発行

著　者　樋野興夫
発行者　澤畑吉和
発行所　株式会社春秋社
〒101-0021
東京都千代田区外神田2-18-6
電話　(03)3255-9611(営業)　(03)3255-9614(編集)
振替　00180-6-24861
http://www.shunjusha.co.jp/
印刷所　萩原印刷株式会社
装　幀　中山銀士・金子暁
挿　画　かしもとなつほ

ISBN 978-4-393-71633-5　C0047　定価はカバー等に表示してあります。

春秋社

さいごまで「自分らしく」あるために
ホスピスの現場から

山崎章郎
二ノ坂保喜
佐藤健
米沢慧

病院か在宅か――たとえどこにいようとも、人生の最終章を自分らしく迎えるためには。それぞれの臨床現場で終末期の〈いのち〉と向き合ってきた先駆者たちがいま伝えたいこと。　1900円

「そのとき」までをどう生きるのか

山崎章郎

わが国のホスピスケアをリードする著者が、外科医時代から在宅ホスピス医として活動する今日までを振り返り、新たな課題も視野に入れた「考え方としてのケア」のあり方を探る。　1600円

ホスピスの母
マザー・エイケンヘッド

D・S・ブレイク
細野容子監訳
浅田仁子訳

ホスピスケアとは、家のない人に家をさしだすこと――19世紀植民地下のアイルランドで世界初のホスピスをつくったマザー・エイケンヘッドの知られざる生涯とその功績。　2500円

いのちの言葉〈増補版〉

日野原重明

103歳の医師の滋味あふれる珠玉の名言集。2002年刊の好評ロングセラーにその後の10年の歩みを増補。「新老人の会」を軸に老いの新たな境地を切り開いてきた思索の数々。　1600円

19歳の君へ
人が生き、死ぬということ

日野原重明（編著）

緩和ケアの最前線の医療者たちが、「いのちを慈しむ」現場の実際を熱く語った連続講義。執筆者＝山崎章郎、A・デーケン、石垣靖子、紀伊國献三、岡部健、木澤義之、向山雄人、沼野尚美。　1700円

※価格は税別